청산^{靑山} 속에서 청산^{靑山}을 보니
비로소 비경^{祕境}이로다

청산 속에서 청산을 보니
비로소 비경이로다

초판 1쇄 펴낸날 | 2020년 8월 25일

엮음 | 근원저자: 청산선사 엮은이: 고장홍
펴낸이 | 고장홍
펴낸곳 | **도서출판 밝문화연구소**
출판등록 | 1996년 2월 6일 (1996-000017)
주소 | 서울시 종로구 인사동 14길 33 3층
전화 | (02)764-2361
전자우편 | bakdolbooks@gmail.com
홈페이지 | kouksundobonwon.org

Bakdol Books
Address | 33, Insadong 14-gil, Jongno-gu, Seoul, Republic of Korea
Phone | +82 2 764-2361
Email | bakdolbooks@gmail.com
Homepage | kouksundobonwon.org

값 17,800원

판권은 도서출판 밝문화연구소 소유입니다.
이 책은 저작권법에 의해 보호받는 저작물이므로 무단 전제와 복제를 금지하며,
이 책 내용의 일부 또는 전부를 이용하려면 반드시 도서출판 밝문화연구소의
서면동의를 받으셔야 합니다.

Copyright© 고장홍 2020 All rights reserved.

청산 속에서
청산을 보니
비로소 비경이로다

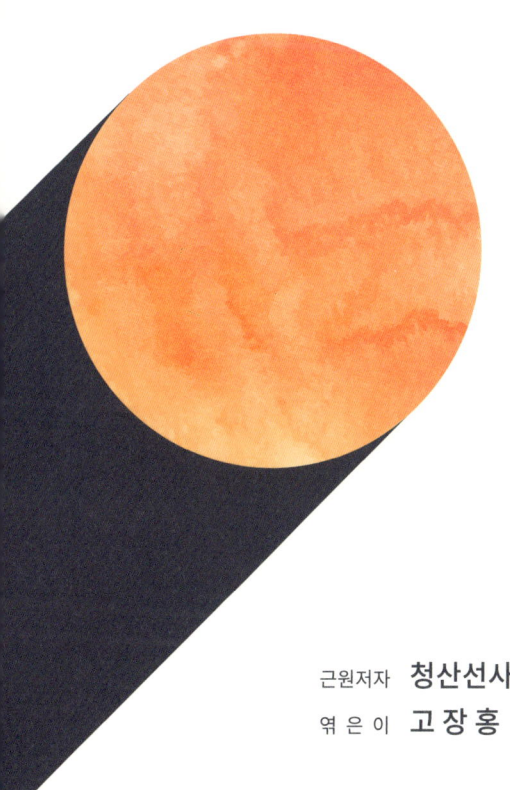

근원저자 **청산선사**
엮은이 **고 장 홍**

청산 속에서
청산을 찾는구나

청산이 없다고
청산이 어디 있냐고
청산 속에서 외쳐 대는구나

청산은 떠난 적도 사라진 적도 없거늘
구름 끼어 잠시 가려져 있을 뿐

법마당 위에서 법수를 들고 노니는
도법의 춤사위를
어찌 울타리 밖에서 이해할 수 있으리요

청산의 법수는
특정한 나무에 주기 위함 아니네

오직 숲을 만들고
그 숲이 더 큰 숲을 만들기 희망하며
법수를 뿌리었네

모두가 다르지만 하나이기에
숲을 이룰 수 있네

청산 속에서 청산을 볼 수 있을 때
비로소 비경이 될 수 있다네

책을 열며

1997년에 나온 국선도 관련 출판물 중에
<흰구름 걷히면 청산이거늘> 이라는 책과
<세상의 향기를 주는 사람들> 이라는 잡지가 있다.

청산선사께서 하산하시어 사회에 국선도를 보급한지
30년이 되던 해를 기념하여 출판된 책과 잡지들이다.
나는 그 출간물들의 발행인이었다.

당시에 나는 그 책과 잡지를 계기로
국선도의 선배들과 함께 협력함으로써
국선도 조직 내부의 단결과 화합을
도모하고자 했었다.

사부님 부재가 장기화됨에서 오는 보이지 않는
중심의 흐트러짐과 내부 분열의 조짐을 바로잡고자
국내외에서 국선도 선배들을 모시고 와
30주년을 함께 경축하면서 상호 존중 속에서
함께 공부하고 성장하는 멋진 단체로서
국선도의 결속을 다지고자 했던 것이다.

그 당시 <흰구름 걷히면 청산이거늘> 책과 잡지의
집필을 부탁드린 건 윤중호 시인이었다.

윤선생은 글 솜씨가 뛰어났고 인생 경험도 많았다.
젊어서 고생할 때에는 스님 생활도 한 적이 있었기에
국선도 잡지 주간으로나 집필자로서 적임자였다.

윤선생과 나는 잡지 <세상의 향기를 주는 사람들>과
<선>의 발행을 통해 국선도의 이야기가
회원 수련자분들에게나 우리 사회에
잘 전파될 수 있도록 하고자 했다.

참고로 나는 사부님의 지도와 훈련을 거쳐
84년 청산선사께서 재입산하시기 2~3년 전부터
국선도본원에서 지도하는 업무와
전국의 도장들을 관리하는 업무를 맡아왔었다.

95년에는 지리산 자락에 백궁선원을 개원하고
국선도 대학을 설립하여
국선도가 사회에 널리 뿌리내릴 수 있기 위한
초석을 다지고자 했고

그렇게 여러가지 방면으로 고군분투하던 중,
나는 30주년 행사와 책과 잡지의 출간을 준비하며
세 분의 선배를 모실 수 있게 되어 기쁘고
대화합의 분위기가 만들어 질 수 있음에
매우 감사했었다.

하지만 그 기쁨도 잠시,
내가 홀로 폭풍의 눈 속에 들어가 있음을 알게
되었을 때 이미 상황은 되돌릴 수 없는 지경에
놓여 있었다.

내가 잡지 <세상의 향기를 주는 사람들>에
선배들의 인터뷰를 싣자고 제안하여
윤선생이 이 세 분의 인터뷰 글을 작업하게 되었는데,
그 과정에서
청산 사부님의 숨겨진 사형들이 있었다거나
사부님 지시로 자신들이 그간 숨어서 수련을 해왔고
사부님으로부터 특별한 비결을 배웠다며
비표 이야기가 나오는 등
사부님의 법수와는 완전히 다른
엉뚱한 이야기들이 창작되고 조작되어
글로 나오기 시작한 것이다.

나중에 알고 보니 인터뷰 답변이 적힌 원고를
내가 보지 못하게 윤선생에게 직접 전달하면서부터
나도 모르는 이들 간의 상호 교류가 있었던 것이다.

그래서 결국 윤선생의 마음이 그만
국선도에 새롭게 나타난 인물들과
그들의 새로운 이야기에 쏠렸고,
수도세계에서 가장 조심해야 할 모습인
법을 따르는 것이 아니라 사람을 따르는
편향심에서 작업들이 되어버린 것이다.

결과적으로 <흰구름 걷히면 청산이거늘> 책 역시
청산 사부님의 수행기는 제대로 담기지 못했고
공부의 책 보다는 세상에 처음 공개되는
사부님의 사진들이 나열된 화보책처럼 나왔다.

그렇게 그 당시 발간된 책과 잡지는
분란의 단초들이 되어 버렸다.

그 일이 있은 지 몇 년 후
윤선생이 내게 만나고 싶다는 연락을 해 왔었다.

사무실 책상에 앉은 그는 내게,
"우리가 뿌린 씨, 우리가 거둡시다." 라는 말을 했고
잘못 간 길이었음을 깨우치고 책임을 통감한다는 듯
참 많은 생각을 담은 눈빛으로
나를 보았던 것이 역력히 기억 난다.

그리곤 내게 책을 하나 더 내자며 도와 달라 하여
나도 그러자고 답한 적이 있다.

나중에 알게 되었지만,
윤선생이 후천 개벽설이나 정도령에
관심이 많았던 모양이다.
그래서 더 깊이 알고자 하는 들뜬 마음에
그 잘못된 흐름에 동참하게 되었던 것 같다.
결국 나와 만난 지 몇 달 후,
책을 내지도 못하고 고인이 되어 버리셨다.

이런 문제가 발생하도록 한 장본인으로서
나 스스로의 책임이 가장 크다고 생각한다.

사부님께서 지시하지도 않았는데
선배 세 사람을 찾아서 모시고 온 것이
첫 번째 문제요,

청산 사부님의 말씀이나 가르침에는
결코 없었던 이야기들이 꾸며져 나타나게 한 것이
두 번째 문제이다.

이 책 <청산 속에서 청산을 보니 비로소
비경이로다>는 <흰구름 걷히면 청산이거늘>에
담고자 했던 원래 취지들을 담아보고자 했다.

원래 <흰구름 걷히면 청산이거늘>은
청산선사의 수련기를 중심으로 한
여러가지 이야기를 엮어서 만들려고 했던 책이다.

그 책의 취지 중 하나는,
청산선사께서 국선도를 가르치실 때
'원리는 이러하다'고 말씀하시며
설명하신 것들이 있어
그간 비공개 되었던 그 '원리'의 일부를
공유하려는 것이었고,

또 하나는 국선도가 본래
이입(理入)의 공부가 아니라
행입(行入)의 공부이므로

선인들의 수행기가 중요한 공부자료가 되기에
이를 첨부하여 발간함으로써
국선도 수련자들의 수행에
도움이 되도록 하고자 한 것이다.

나는 이 책을 다시 편집하는 기회를 빌어 뉘우치고,
다시 한번 본래의 취지에 따라 책을 발간함으로써
국선도의 번창과 대화합의 미래를 꿈꿔본다.

잘못된 부분은 정확히 바로잡아서
다시 시작하지 않으면 안된다.
언젠가 잘못된 역사로 굳어 버리게 되고
이로써 맥의 흐름이 비뚤게 변곡되어 버리기
때문이다.

청운도인은 어린 청산을 지도하는 과정에서
스승들의 수련기를 도화로 들려주시고
이를 청산이 재창하게 함으로써
그 내용을 완벽히 이해하고 구사할 수 있도록
훈련을 하셨다.

그 이유는 스승의 수련기는 곧 가보지 못한
숲길에서의 이정표와 같은 것이요,

수련자들에게 중요한 지침이나 등불이었기 때문이다.

이런 도화가 얼마만큼 중요한 안내판 역할을 하는지는
조금이라도 집중해서 수련해 본 사람들이라면
잘 알 수 있을 것이다.

청산선사께서 사회에 내려오신 후
당신의 체험기와 여러 도화들을
<삶의 길> 책을 통해 기술하신 이유 또한
같은 맥락이라고
우리 국선도 수련자들은 잘 알고 있다.

청산 사부님 제자들의 입장에서
수련기를 참고할 때 또 하나 중요한 것은,
스승이 어떤 분이셨고 어떻게 수련했는지,
현대의 수도인으로서 어떤 생활을 했는지
잘 인식하고 이해하고 스승을 믿는 것이다.

그 믿음과 신뢰가 없으면
수련기 역시 무용하게 된다.
신뢰가 가지 않는 안내판을
어떻게 믿고 수련의 길을 가겠는가.

그 믿음이 서면,
청산선사가 후천 거론하고 앞일을 예언하며
대중들을 혼란에 빠뜨리는 저급한 예언자셨는지,
돌 깨고 가슴에 정을 박는 기인 차력사 중 한 명인지,
손수 설립한 단체를 무책임하게 떠날 사람인지,
청운도인께서 청산께 청산이라는 도호를
때가 되면 비경이라 하라 하셨던 것을
그 적정 시기도 모르는 제자들이
갑자기 비경이라고 부르게 내버려 두실
분이셨겠는지,

청산선사 곁에서 함께 지내본 경험이 없는 사람들도
이 책에 나오는 청산선사의 세세한 수련기를
정독하다 보면 청산선사께서 얼마나 정확하고 철저한
수행자이셨는지를 알 수 있을 것이다.

씨를 뿌린다는 것 자체가 거두는 일도 하고 있음을
우리는 자연의 원리를 보면 알 수 있다.

청산선사가 뿌린 씨앗을
마치 자신이 거두는 사람으로 착각하고
자만하고 욕심내서는 절대 안 되는 것이다.
불경한 상황만을 초래할 뿐이다.

과거의 상황을 몰랐던 국선도 수련인들이
우리의 역사를 바르게 알고 앞으로 나아갈 수 있도록
갈등과 욕심으로 얼룩졌던 당시 국선도 내부의
상황들을 이렇게 한번 정리하며
최소한의 핵심을 전하고자 하니
그 진실의 흐름이 도도하고 올바르게 흘러
이어져 나가기를 기도해 본다.

차례

책을 열며 7

1. 청산선사 · 비경선사 23

2. 청산선사 산중 수련기 45

3. 벼리, 5도덕 6륜

    벼리 - 일화통일·개전일여관·인체주의 231
    5도덕 6륜 249
    국선인의 실천과제 277

4. 밝 받는 법 37 단계

    밝 받는 법 37 단계 285
    단전행공 요결 290
    밝 받는 법 37 단계 도표 301

5. 국선의 도를 닦겠다고 353
   마음의 불을 일으킨 자들은

6. 청산선사의 당부와 지시 368

    맺음 373

1. 청산선사·비경선사

청산선사·비경선사

청산이라는 이름을
청운도인이 청산선사에게 하명 하실 때,
"사회에 나가면 너 스스로를 청산이라 부르거라.
언제나 푸른 산과 같은 마음을 가져라.
그 깊은 뜻은 네 스스로 깨우칠 날이 있을 것이다."
라고 하시거나

심지어 밝돌법 국선도의 명칭에 대해서도,
"세상에서 밝 받는 법이나
하늘과 사람이 하나 되는 길이라 하면 모를 것이니…
세상 흐름에 잘 맞춰서 하다가 나중에 알려도 된다."
라고 하시었다.

청산선사께서 하산하셔서
처음으로 도장을 열었을 때에는
'정각도', '단전호흡수련장', '정신도법' 등
여러 명칭으로 쓰시다가
몇 년 지난 후 '국선도' 라는 명칭을 쓰셨다.

그러다가 청산선사께서 입산하시기 전에는
"여기저기서 국선도가 생겨나고
내가 전통이요, 내가 정통이라 할 텐데
그때가 되면 '밝돌법'으로 쓰거라."
라고 하셨다.

청운도인부터 청산선사 모두
사회에서 일어날 일을 예측하고
변화의 과정을 정확히 예상하여 대처하신 것이다.

"그리고 그 밝음이 세상에 밝게 펼쳐질 때
너도 이름을 비경(祕境)으로 바꾸어 쓰거라.
명심하고 이제 자거라."

청산은 이렇게 청운도인의 명을 받으셨다.
때가 아님에도 비경선사로 바꾸어 부르고
흔적을 가리려 하는 것은 수도자로서의
바른 모습이 아닐 것이다.

사부님은 언제 어떤 때가 되어야
비경이라는 호칭을 쓸 수 있다고
명확한 하명을 주셨고,
국선도본원은 이를 따를 것이다.

아직 사회는 혼탁해 있고 분파는 나누어져 있으며,
도맥조차 혼돈되어 있는데
어찌 밝은 세상이라 할 수 있겠는가.
도인의 행동은 한 치의 오차가 없음을 알아야 한다.

하산

청산선사께서는 단전호흡이나 국선도에 대한
이해가 전무했던 당시 사회적 환경 속에서
국위선양과 대중 보급을 위한 첫 단계로
불가피하게 시범을 통해 수도의 힘을 보이셨다.

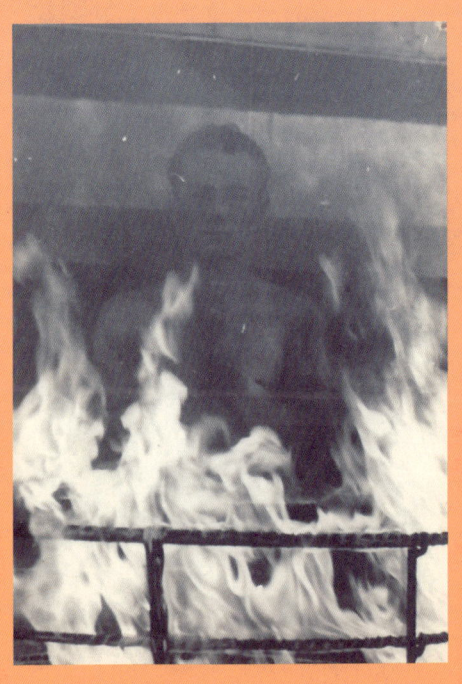

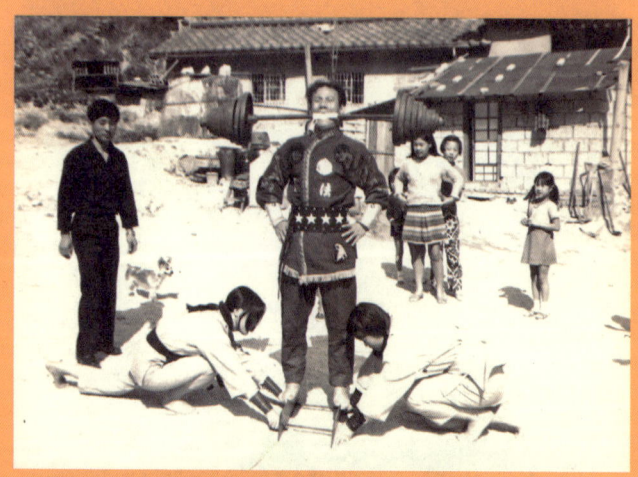
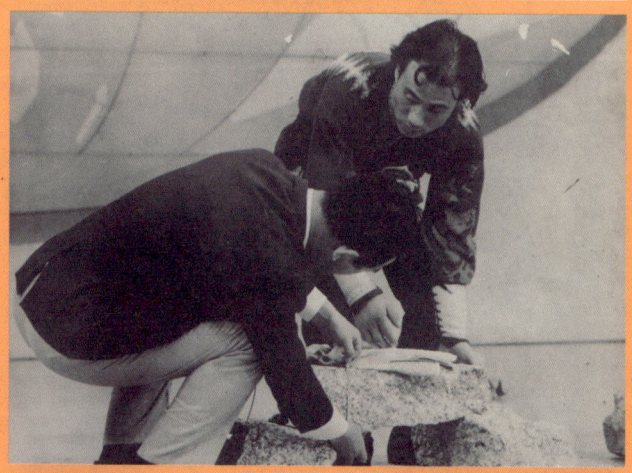
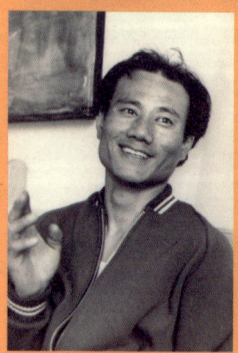
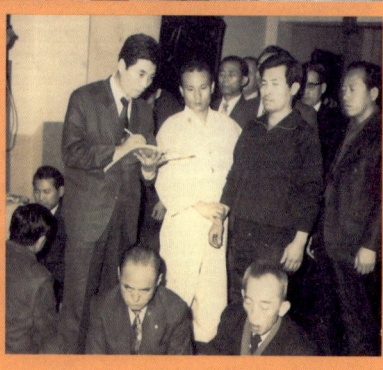

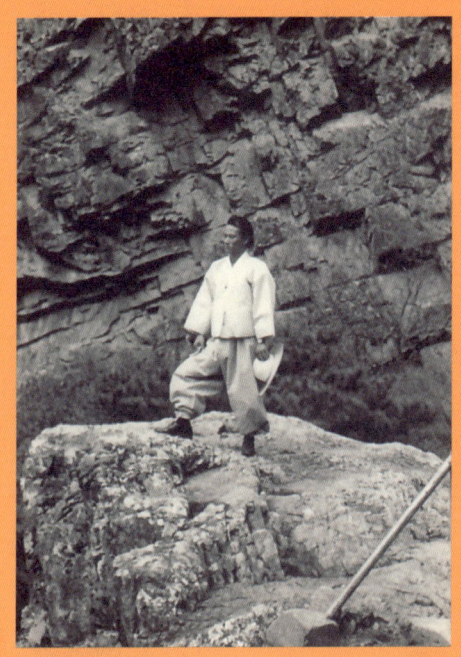
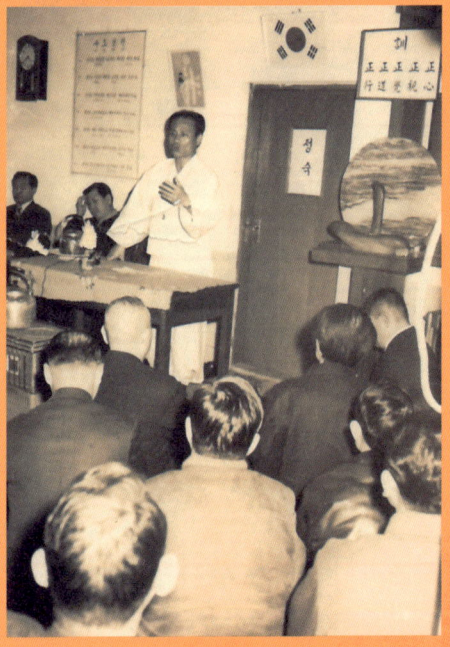

인연

척박한 땅에 단비를 뿌리듯 국선도를 사회에
보급하기 위해 세상인연을 마다하지 않으셨다.

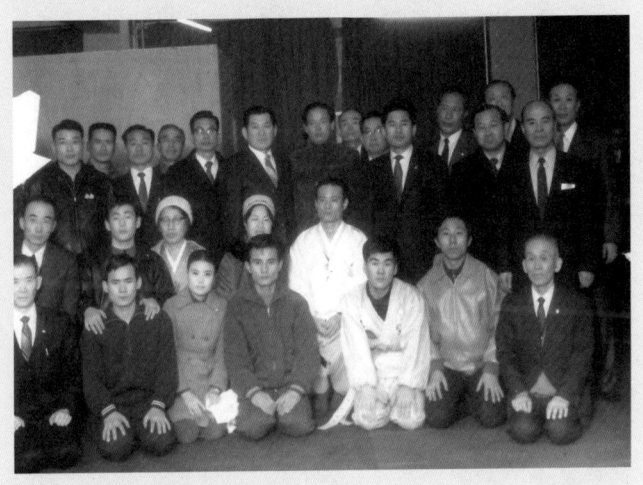

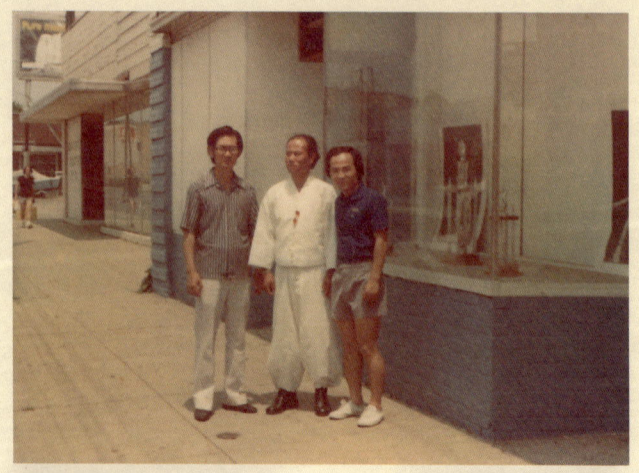

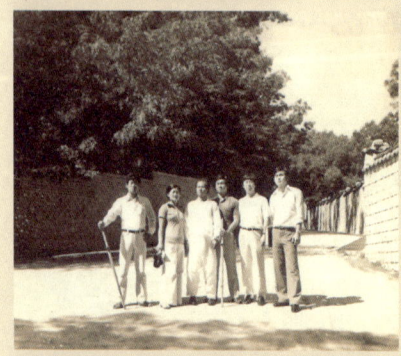
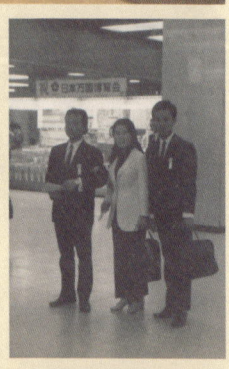

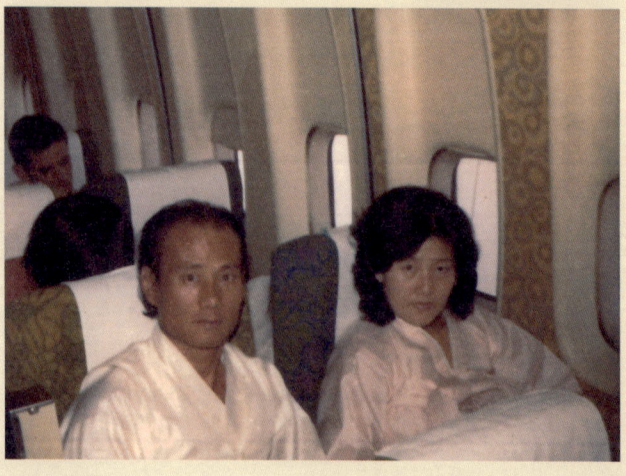

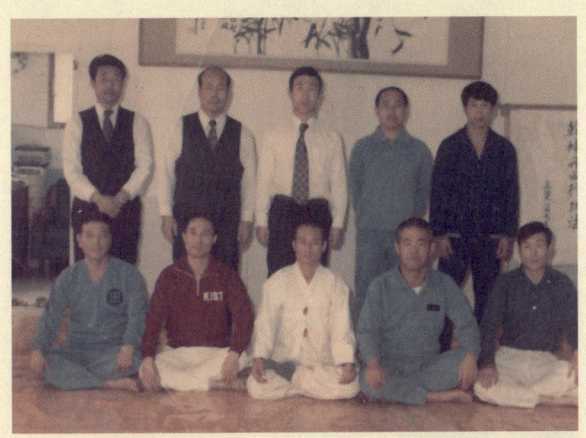
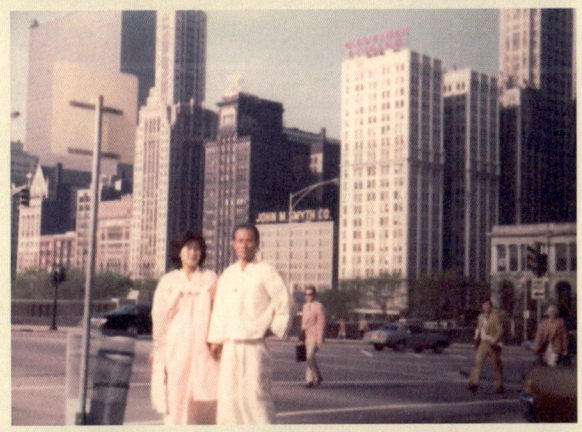
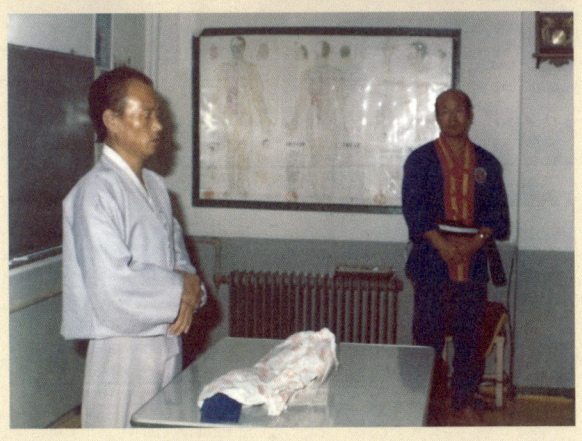

뿌리내림

전 세계 누구나 조화롭고 행복해지는 수련법의 벼리를 전하기 위해 책을 내셨고, 본원을 중심으로 수련지도를 통해 국선도가 사회에 뿌리를 내리게 하셨다.

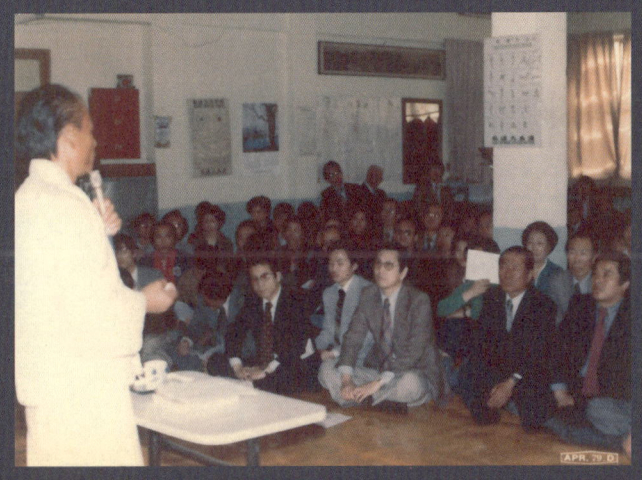

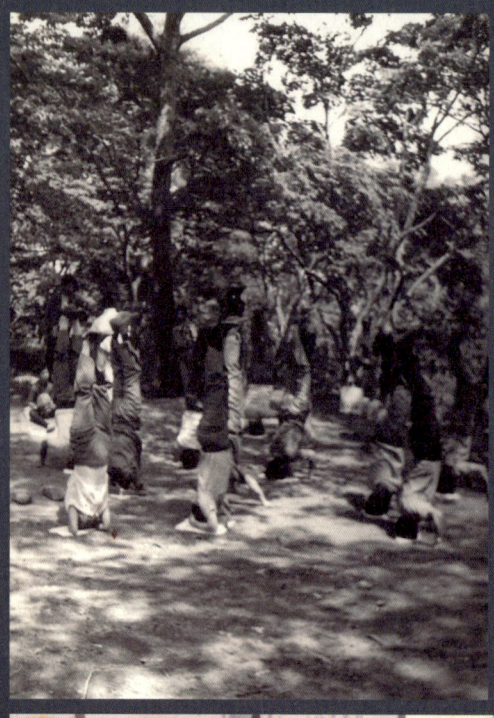
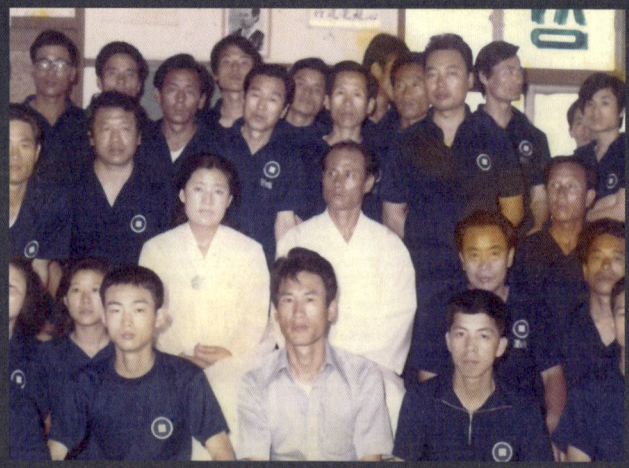

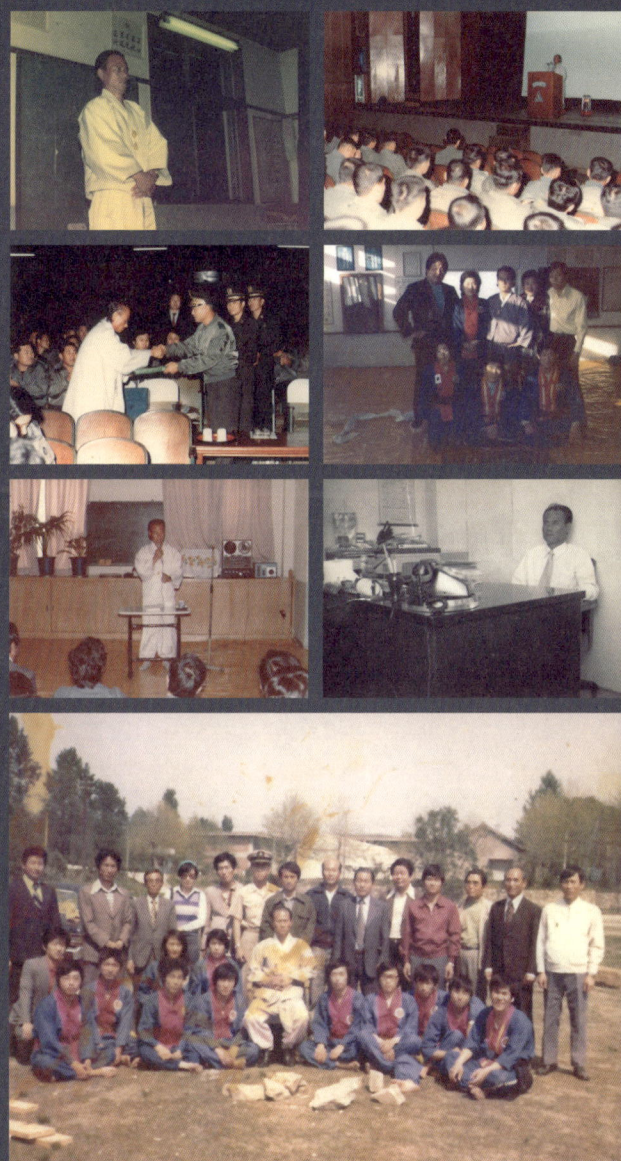

재입산

"내가 없으면 본원은 내가 하던대로 그대로 하면
된다. 변질시키지 말고 내가 하던 대로 하면 돼."

"언제든 어디서든 반드시 만나게 되어 있다.
걱정 말아라."

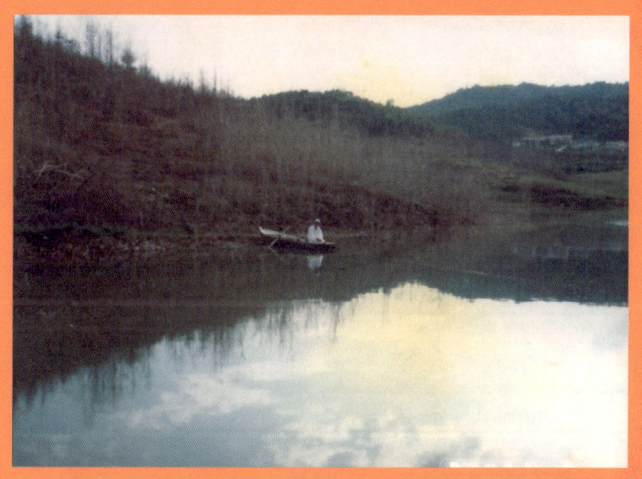

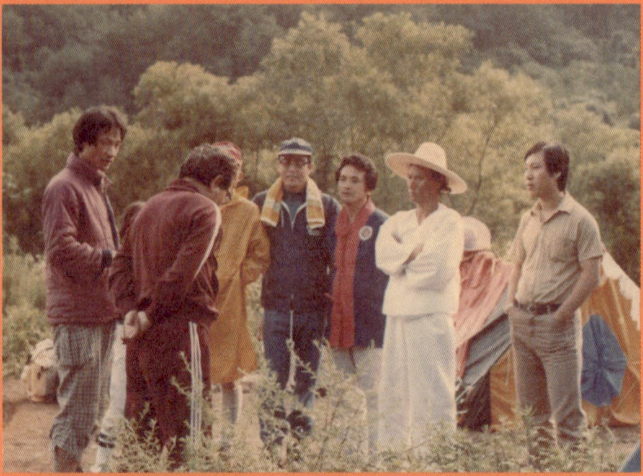

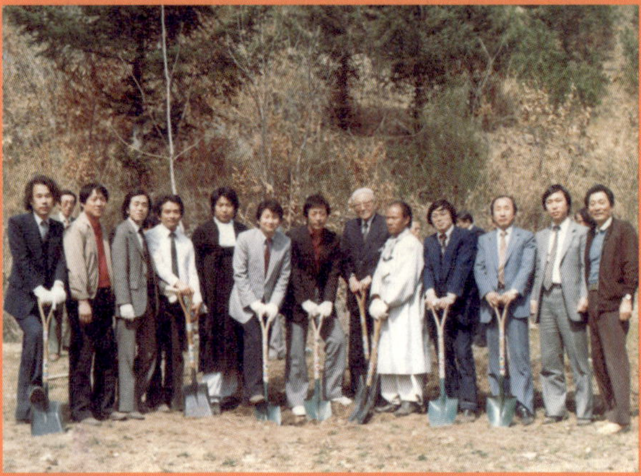

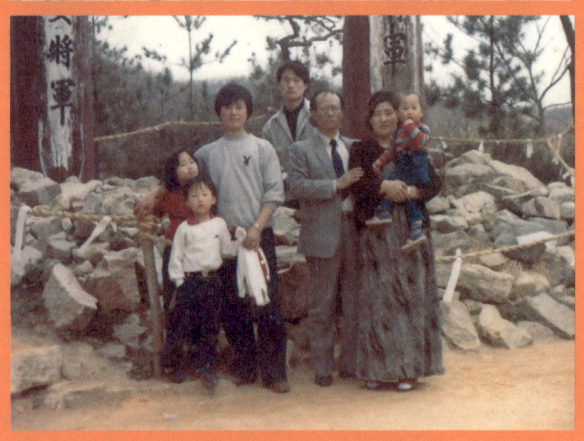

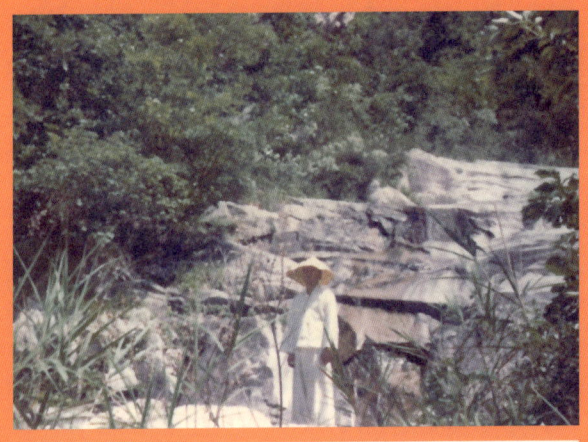
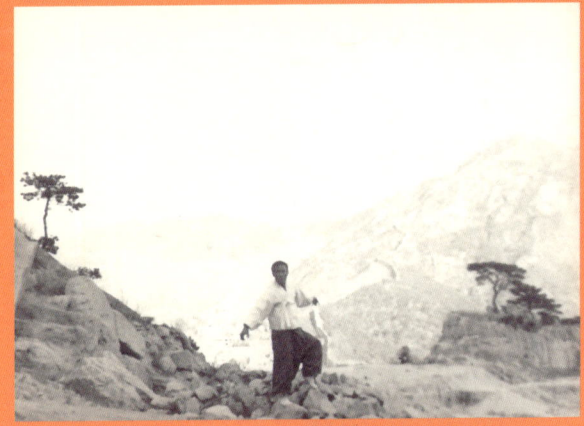
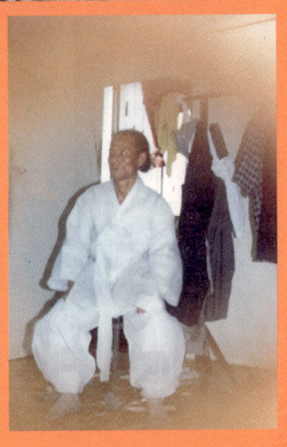

2. 청산선사 산중 수련기

입산과 기초수련

청산의 본명은 고경민(高庚民)이다.
수원(水原)이 고향이며, 조부(祖父) 슬하에서 자랐다.

조부는 관직이 높은 명문의 자제로 학식과 덕망과 신앙심이 높았고 또한 가산이 유여하였으나 한말 풍운에 가담되어 해방이 될 때까지 모든 재산은 송두리째 학교재단과 기타 사회사업에 기증하고 종말에는 기거할 집도 없는 처지에서 생애를 마치셨다.

청산이 세 살 나던 해에 부모는 만주 방면으로 떠나시고 청산은 조부 밑에서 자라며 보통학교를 다녔다.

그리고 만 십이 세 때 출가하여 입산하였다가 하산한 후 오랜만에 부친을 부산에서 상봉하여 지금 대전집에 모시고 있다.

청산은 고아 아닌 고아로 자랐지만 조부는 극히 청산을 사랑하여 돌보고 교육하였다. 조부는 소년 시절에 과거에 급제한 분으로서 벼슬을 내놓고 수원에서 살면서 그의 뜻을 조국에 바쳤던 것이다.

그러나 최후에는 조부의 힘으로는 청산을 양육도 할 수 없는 지경에 이른 것을 알고 어린 청산은 조부의 고생을 덜어주기 위하여 외가로 간다는 말을 남기고 조부의 슬하를 떠나게 되었다.

그때 청산의 나이는 열두 살 되던 해이며 산으로 들어갔던 해이기도 하다. 외가에 가니 모두 각처로 이사를 가고 큰 외숙 한 분이 태학산에서 살고 계심을 알고 그 산으로 찾아 들어가니 외숙은 산 농사를 지어 살고 계시어 청산은 그곳에서 오래 머물러 있을 수 없음을 알고 아래 큰 절 해선암에 들어가 개울 앞에다 집을 짓겠다고 하니 허락을 얻고 개울가에다 나무를 져 나르고 끌어다가 조그마한 토막집을 지어 할아버님을 모셔다 함께 생활하면서 중 아닌 중노릇을 하게 되었다.

무수한 불경 책을 읽고 묻고 하면서 중이 되는 공부를 시작한 셈이다. 그러나 생활에 위협을 받아서 작은 고모가 살고 있는 경기도 남양 사곳리라는 곳에 가서 염전에도 다녔고 할 일, 못할 일 닥치는 대로 하면서 할아버님을 봉양하려고 청산 나름대로 고생을 참고 견디어 그 해를 넘기고 그 이듬해 봄에는 아버님을 만나게 되었으나 살 수 없는 실정을 아시고 다시 헤어져 아버님은 충청북도로 가시고, 청산은 할아버님 모르게 철사로 된 빨랫줄 장사를 시작하면서 근근히 생활하며 밤이면 불경공부에 열중하였다.

청산은 하루빨리 불경공부를 다하여 부처가 되겠다는 생각뿐이었다.
태학산은 몹시 험악한 산은 아니나 그런대로 공기도 좋고 개울물 맑고 산새들 노래하고 밤이면 산짐승 소리 들려오고 광덕산 큰 줄기를 따라서 호랑이도 가끔씩 나타난다고 하나 청산은 보지 못하였다.

그 산속에는 큰 절인 해선암이라는 절과 건너편 바위 밑에 조그마한 암자가 있고 좀 올라가면 외숙이 살고 있으며 암자 아래 개울가에 청산이 스스로 지은 집이 있어 모두 네 집이 이 산속에 살게 되었다.

얼마 안 가서 청산은 스승을 만나 산으로 들어가자 청산이 지은 집은 할아버님께서 팔고 용인에 살고 계시는 큰아버님댁으로 가셨다고 한다. 그리고 청산이 지은 집은 헐어갔다고 한다. 청산의 나이 열세 살 되던 해에 주지 스님의 심부름으로 광덕사를 가게 되었다.

편지를 주머니에 넣고 태학산을 내려와 풍세장터를 지나서 개울 옆을 따라서 돌자갈 위를 밟으며 무심히 가고 있자니 사람이 없는 곳에 가면 마음이 좀 이상하여 돌을 던지기도 하고 불경을 소리 높여 외우기도 하고 장난삼아 돌을 들어 하늘로 높이 던졌다가 내려오는 것을 받기도 하며 가는데, 대략 그림을 그려주고 그것을 가지고 물어서 가는 처음 길이며 그곳에서 하루 저녁을 자고 오라 하여 점심때가 지나서 떠났으므로 부지런히 갔으면 해 떨어지기 전에 갈 수 있는데, 가는 도중에 여러 아이들이 노는 것도 구경하고 혼자 우두커니 앉아도 있으며, 이 생각 저 생각하느라고 해 저무는 줄 모르다가 해가 지니 발걸음을 재촉하여 가게 되었으며, 해거름이 지기 시작하니 사람이 없는 곳을 지날 때는 무서운 생각도 들고 또 절간에 있을 때 무서운 옛날이야기 들은 것이 생각이 나 더욱 머리가 쭈뼛하게 되고 금방 무엇이 나타날 것만 같은 생각이 들어서 휘파람을 불고 돌을 들어 손바닥으로 탁 치기도 하며, 관세음보살을 수없이 외우면서 가고 있는데 별안간 옆에서 인기척이 나므로 앞만 보고 가다가 사방을 두리번거리니 그다지 멀지 않은 산 바위에 거무스름한 사람이 껄껄 웃고 있지 않은가? 그야말로 혼비백산이란 말은 이런 때를 겪어보지 못한 사람은 이해도 못할 것이다.

어린 나이에 무서움이 끝에 달하여 청산 스스로의 걸

음에도 놀래서 자주 뒤를 돌아다보면서 가는 도중에 사람 웃음소리의 그 두렵고 무서움은 이루 형언할 수가 없었다. 그러나 다소 사람이라는 데 한편 반가움도 없지 않았으나 여우가 오래되면 사람으로 둔갑을 한다는 얘기와 귀신 얘기 등, 절을 찾는 사람들의 얘기가 머리를 스치고 지나가니 가까이 갈 수도 없고, 오도 가도 못하고 그쪽을 바라보고 있는데 이 어찌 된 일인가?
서서히 일어서더니
"동자야, 이리 오너라."
하고 부르니, 동자는 무슨 소리며 나를 부르는 것 같은데 왜 나를 부를까?

청산이 이런 생각을 하는 동안 자신도 모르게 그 사람 있는 곳으로 빨려 들어가듯 가까이 다가갔으며 도망가려 해도 잘못하다가는 오히려 더 무서울 것 같아 어쩔 수 없이 근처에 가니
"그렇게 손으로 돌을 치면 손이 아프지 않느냐? 손으로 돌을 쳐서 돌을 부숴 버리는 법을 배우지 않겠느냐?" 한다.
청산은 무서움과 두려움 속에서도 장난기가 있는 소리로
"가르쳐 주세요."
했다. 그러나 속마음으로는 '별난 사람 다 보겠네.' 하

며 한편으로는 '이 사람은 보통 사람은 아니다. 산신일까? 아니면 여우가 둔갑한 것일까? 귀신일까?' 별 오만가지 생각이 다 들면서도 '아마 저 사람이 장난삼아 하는 소리겠지.' 하면서 자세히 바라보니 옷은 남루하고 머리는 길대로 길어있고 눈은 빛나고 이마가 넓고 키는 후리후리하며 연세는 오십 세 가량 되게 보이는 노인이었다.

그런데 한참 동안 말도 없이 청산을 유심히 살피더니
"배워주지."
하면서
"그러면 이 쪽박을 가지고 저기 개울에 가서 물을 좀 떠오너라."
한다. 할 수 없이 쪽박을 가지고 바로 옆에 있는 개울로 가면서 '이거 큰일 났다. 여기서 어떻게 도망을 해야 한다. 그러자면 시키는 일을 순순히 하다가 기회를 보아 도망하자.' 하며 물을 떠가지고 오니 노인은 그 자리에 없다.

이상히 생각하고 두리번거리다 보니 높은 바위 위에 올라가 앉아 계신 것이 보였다. 그러니 더욱 무섭고 손발이 떨리며 머리털은 하늘로 모두 올라가는 것 같았다. 그러나 어쩔 수 없이 물을 가지고 한참 올라가 물을 드

리니 한 모금 마시고 태연히 하시는 말씀이
"돌은 이렇게 깨는 거야."
하면서 오른손을 번쩍 들더니 새끼손가락만 뻗치고 주먹을 쥔 채로 옆에 놓인 주먹만한 돌을 그 새끼손가락 끝으로 깨어 버리는 것이 아닌가. 청산은 또 한 번 무서움으로 범벅이 된 몸이 그때 오싹해짐을 금치 못했다.

나는 더욱 더 겁이 나서
'이 노인은 결코 사람이 아니다. 청산은 분명히 여우나 귀신에게 홀린 것이 분명하다. 하여간 어서 속히 여기서 빠져나가 도망을 치는 것이 상책이다.'
이런 생각으로 두리번두리번 달아날 궁리만 하면서 다시 한 번 힐끗 그 노인을 자세히 바라다보았다. 정말로 사람인가 귀신인가를 확인하고 싶어서였다.

그러나 그 노인은 태연히 빙그레 웃고 있을 뿐이었다. 머리는 흰털이 별로 없으나 아까 볼 때와 달리 머리털이 허리 가까이 길게 늘어져 있고 얼굴은 불그레하고 눈은 더욱 광채를 내며 빛났다.
무슨 도사 같기도 하지만 밤은 점점 깊어만 가고 산중이라 호기심과 두려움이 뒤범벅이 되어서 자리를 뜰 수가 없었다.

그때 노인은 무섭고 위엄 있으면서도 다정스런 목소리로
"동자는 어느 절에 있지?"
"예, 스님의 편지를 가지고 광덕사로 갑니다."
그러니 노인은
"어디 그 편지 이리 내놓아라."
하신다.

겁결에
"예!"
하고는 편지를 내어놓았더니 슬쩍 보고는 찢어 버리는 것이었다.
그리고는
"너 불경을 배웠느냐?"
"예, 천수경을 배웠습니다."
하고 말씀을 드렸더니
"그러면 그 천수경을 외어 보아라."
하기에 외우기 시작했더니 한참 듣다가
"너 똑똑하구나. 그런데 왜 중이 되려고 했느냐? 무슨 사정이 있었느냐?"
하고 물으시는 것이었다.
차츰 말씀을 하는 가운데 스스로 무서움도 덜하여지고 이분은 분명히 도사다. 그렇지 않으면 나를 도와주시려는 관세음보살님께서 사람으로 나타나시어 나에게 부처가 되게 하시려고 아마 가르침을 주시기 위하여 시험하시나 보다 하는 생각도 하는 한편 이상한 마음이 생기어 고향은 수원이며, 세 살 때부터 할아버님 슬하에서 자란 얘기와 해선암 아래 개울에다 집을 짓고 중노릇하는 법을 익히며 할아버님을 모시고 살고 있다는 얘기며, 청산의 이름, 생년월일 그리고 청산이 태어날 때 아버님이 커다란 달을 받는 꿈을 꾸셨다는 얘기 등을 말하니 묵묵히 듣다가 얘기가 끝나면 질문하고 하여 청산의 십삼 년 살아온 정경을 모두 다 듣고 나시더니 물끄러미 바라보셨다.

그러나 이제 밤이 깊어 앞이 잘 보이지 않으니 무서운 생각이 솟아나기 시작하면서 청산이 정신을 차리면 차릴수록 두려운 생각뿐이다.

이렇게 한참 시간이 지났는데 뜻밖의 일을 당했던 것이다. 그 노인은 청산에게 명령을 했다.

자기를 따라오라는 것이다. 그리고 일어선다. 참으로 뜻밖의 일이었다. 청산의 이야기를 다 듣고 무슨 좋은 말이나, 가르침을 주고서 가라고 할 줄 알았는데 자기를 따라 산중으로 더 들어가자는 것이 아닌가? 그때 청산은 '이제 죽었구나.' 하며 '어서 달아나자.' 하고 주춤주춤 기회를 노렸다.

그러나 노인은 내 앞을 가로막고
"사람이 한 번 한 말을 거둘 수 없는 법이야. 네가 아까 나더러 손으로 돌을 깨는 법을 배워 달라고 하지 않았느냐? 그래서 내가 배워 주겠다고 대답했으니 우리는 지금부터 '스승'과 '제자'야. 내가 시키는 대로 해야 하느니라."
하면서 따라나서라고 명령을 하였다.

청산은
"할아버님을 제가 모시지 않으면 안됩니다. 잘못된 말을 용서하시고 놓아주십시오."
하니
"너도 절에서 들어 알겠지만 사람이란 만나면 언제고 헤어지는 법, 영원히 헤어지지 않는 법을 배워서 할아버님을 오래 모시고 살도록 하여라. 또 네가 아니더라도 사람은 다 살아가는 길이 있으며 모두가 맺어진 대로 가고 오는 것이다. 어서 따라오너라."
그때 청산은 별수 없이 눈물 흘리며 할아버님이 계신 곳을 향하여 눈물 어린 절을 하니,
"너, 효성스럽고나."

하면서 어서 따라오라고 한다. 그래서 주춤거리니 노인은 허리에 여러 번 두르고 있던 광목 필을 너덧 조각으로 찢어 노인 허리와 청산의 허리에 마주 매고 노인이 앞서가니 청산은 끌려가다시피 캄캄한 밤길을 넘어지려 하면 노인이 끌어당겨 주고 허둥지둥 어떻게 끌려가는지 어디로 가는지도 모르고
"내 발자국만 놓치지 말고 따르라."
하신다.

그 발자국을 따를 수도 없고 앞에 바짝 노인이 앞서서 가니 앞을 내다볼 수도 없어서 땅바닥만 내려다보고 걷자니 죽을힘을 다하여 따라가도 그다지 빠른 걸음걸이도 아닌데 끌려가다시피 하니 물론 청산은 어리고 노인은 크니 발 떼어놓는데도 차이가 있겠으나 보통 산에서 청산도 꽤 잘 다니는 편인데 질질 끌려가다시피 하였다. 간혹 노인은 산이 찌릉 하고 울릴 정도로 큰기침을 할 뿐 아무 말씀도 없이 자꾸만 어디론가 가고 계시니 청산은 그저 질질 끌려갈 뿐이다.

이렇게 산으로 산으로 또는 들판으로 또 산으로 한없이 가더니 산속으로 자꾸 올라갔다. 내리고 또 오르니 첩첩산중 사람의 그림자도 없는 어느 산봉우리 밑에 이르렀다. 그곳은 사람이 지낼 수 있는 동굴도 아니

고 어떤 바위틈 밑인데 한두 사람이 겨우 들어앉아 비를 피할 정도밖에 아니 되는데 나뭇잎이 많이 깔려 있는 것으로 보든지, 노인이 서슴지 않고 찾아서 온 것을 보니 노인은 여러 번 이곳에서 기거(起居)하던 곳으로 보인다.

그리고 허리에 맨 것을 풀어주면서
"이제 좀 쉬어라. 따라오느라고 고생 많이 했다. 이제 다 왔다."
하시면서
"여기서 눈을 붙이고 푹 자거라."
하시고는 먼저 누우시는 것이었다.

그러나 피곤하기도 하고 잠도 오지만 여러 생각에 앉아 있으니
"좀 누워 자라는데 왜 자지 않느냐?"
하신다.

할 수 없이 옆에 누우니 캄캄한 칠흑 같은 밤이라 산등성이와 골짜기에서 들려오는 괴이한 새의 울음소리인지 짐승 울음소리인지 분간 못 할 울음소리만이 들려올 뿐 무섭고 떨려서 잠시를 참을 수 없어 따라온 것이 후회스럽고 청산의 신세가 너무도 가련하고 서글픈

생각이 들어 속으로 흐느껴 울면서 '날만 새거라. 날만 새면 이것저것 가릴 것 없이 산 아래로 뛰어 달아날 것이다' 하고 도망할 궁리를 하다가 뜬눈으로 밤을 새우고 날이 훤히 밝아오니 어렴풋이 산 아래가 내려다보이므로 슬그머니 일어나 앉아서 조금만 더 밝으면 도망하리라 하고 있는데 노인은
"왜 아직 자지 않고 있니?"
하면서 일어나시는 게 아닌가?

청산은 할 수 없이 슬그머니 드러누워서 기회만 엿보고 있으니 왜 그렇게 날이 더디 밝아오는지 참으로 답답한 시간이었다.

얼마 있으니 해가 떠오르고 완전히 밝아 오는 것이었다. 가만히 옆으로 돌아누우며 노인을 보니 노인은 옆에서 눈을 지그시 감고 무슨 생각을 하시는지 조용히 앉아 계시지 않는가?

살그머니 일어나 앉아서 눈치를 보면서 살금살금 손으로 밀면서 발에 의지하고 앞으로 나가며 한편으로 노인을 고개 돌려 바라보면서 조금 앞으로 나가니 노인은 눈을 감은 채
"너 무엇 하느냐?"

청산은 깜짝 놀라서
"예, 소피가 마려워서요."
"그러면 일어나 가서 누고 오면 될 터인데 왜 앉아서 뭉개느냐?"
"예."
하고 일어나 조금 떨어진 숲에 가서 소변을 보는 체하면서 바위틈을 보니 노인은 그대로 앉은 채 계시었다.

살금살금 발소리를 죽여가며 조금 걸어서 가니 별안간 산이 무너질 듯이 큰 소리로
"너 어디 가느냐? 이리로 오너라."
하고 호령을 하시니 발이 떼어지지 않고 몸이 떨려서 달아날 힘도 없어져 할 수 없이 '저 노인이 눈을 감은 척하고 계시면서 곁눈으로 다 보고 계시구나.' 앞으로 다음 기회에 도망가기로 하고 우선은 노인 앞으로 갈 수밖에 없었다.

노인 앞으로 가니 노인은
"앉아라."
하고서 아침밥을 먹으라고 하신다. 그러고 보니 배가 고픈 생각이 나기도 했다.
그러나 아침밥을 받아 보고 실망하지 않을 수 없었다. 말로만 들어왔던 생식이라는 것을 하라는 것이 아닌

가? 아무리 못살았어도 보리밥에 고추장을 넣어 비벼 맛있게 먹으면서 할아버님을 모시고 살았고, 가끔씩 절에서 공양 올리고 보낸 하얀 쌀밥도 먹었고 흰떡도 자주 먹었던 생각이 나고 할아버님 생각에 먹을 수가 없었다.

그러나 어서 먹으라는 노인의 말씀에 못 이겨 가루로 된 것을 한 입 넣고 물을 마시니 목에 넘어갈 리 만무하며 쫍즐하고 쓰며 텁텁하니 도저히 먹을 수가 없었다.

그러나 억지로 입에 넣었던 것을 삼키고서 먹을 수 없다고 하였더니, 노인은
"앞으로 먹을 것은 이런 것밖에 없으니 우선 이런 것 먹는 법부터 해야 한다. 못 먹겠으면 물이나 마시고 그만 두어라. 며칠 굶으면 이것도 맛있게 먹을 터이니."
하시는 것이 아닌가?
이것이 무엇인지 알고 싶어서
"이 가루는 무엇으로 만든 가루예요?"
하고 여쭈어 보니 한참 계시다가
"여러 가지 섞여 있는 것이다. 솔잎도 있고, 칡뿌리도 있고, 산콩 가루도 들어있다."
그때 청산은 절망했다.

아니 이런 것을 어떻게 먹으며 이 바위틈에서 살란 말인가? 아무리 우리 집이 못 살아도 이렇게까지 먹을 것이 없어서 솔잎 가루, 칡뿌리 가루와 산콩을 먹지 않고도 할아버님과 오순도순 살아온 그때가 한없이 좋은 때이며, 청산 하나 바라보시고 사시는 할아버님 생각을 하니 눈물이 저절로 나고, 태학산을 뒤지시고 광덕사 가는 길과 광덕사까지 찾아가셨다가 애를 태우시며 청산을 찾으실 생각을 하니 참을래야 참을 수 없는 마음이었다.

그러나 노인이 두렵고 마음대로 갈 수 없어서 기회만 있으면 도망갈 궁리 끝에 대변을 보겠다고 하니
"가서 누고 오너라."
하시는 것이 아닌가?
대변을 보러 가려고 일어서니
"딴맘먹지 마라."
하고 혼잣말 비슷하게 하신다. 그러나 청산의 귀에는 그 말씀은 새겨지지도 않고 도망갈 생각밖에는 없었다. 산 아래를 내려다보니 멀리에 집이 보인다.

노인이 보이지 않는 곳에 와서 대변을 보는 척하다가는 산 아래로 냅다 뛰기 시작했다.
그러나 이게 웬일인가?

어느 지름길로 내려왔는지 앞에 우뚝 서서 빙그레 웃으시며
"이렇게 멀리 와서 용변을 볼 것이 무엇이냐?"
하시는 것이 아닌가?
할 수 없이 다시 바위틈 굴속으로 되돌아가는 수밖에 없었다.

이렇게 며칠 굶어가며 기회만 엿보다가 기회 있을 적마다 몇 차례 탈출하였으나 번번이 실패하고 말았다. 한 번은 노인이 안 계시어 하늘이 내린 기회라 생각하고 상당히 먼 거리까지 뛰어 내려왔는데 노인이 먼저 내려와 또 길을 막아서 빙그레 웃으시면서
"소용없는 생각 말아라. 못 가게 되어있는 거야. 어서 올라가자."
하시면서 처음으로 눈을 크게 뜨시고 바라보시니 몸이 오싹하고 이제는 도망할 생각을 단념하는 수밖에 없었다.

단념이 결심으로 변하여 조금씩 노인이 주는 가루를 먹으며 노인이 시키는 대로 따를 수밖에 딴 도리가 없었다.
지난 얘기니 말이지 첩첩산중에서 무섭고 두려운 노인 앞에서 살겠다는 결심까지는 숱한 고생이 있었던

것이다. 어찌 말로써 다할 수 있겠는가? 그럭저럭 억지로 먹던 가루도 꿀맛이 되고, 약 칠팔 개월이 지나니 청산 스스로 생식하는 재료를 구하기도 하고 만들기도 하여 음식을 청산 스스로 먹게 되니 노인은 청산을 데리고 여러 높은 산으로 옮기며 이 산에서 며칠, 저 산에서 며칠씩 지내신다.

그러는 사이에 옷은 갈기갈기 찢어져 살이 다 나오고 벗은 것과 다름없이 되며 날은 점점 추워진다. 온 산은 벌겋게 물들고 나뭇잎은 차츰 떨어지니 다시 할아버님 생각이 나고 태학산에서 밤 따러 다니고 산 과일 열매를 따먹던 생각이 나서 산 과일을 따다가 노인을 드리니
"아무것이나 땅 기운을 받으면 되고, 하늘의 기운을 받으면 되는 것이다. 과일은 맛이 있어 맛을 취하면 추운 겨울에 과일 없을 때는 어찌 지내려 하느냐?"
하시면서 잡수시지 않고
"너나 먹어라."
하시는 것이었다.

이런 과일을 먹는데 열을 올리어 나무숲을 헤치고 산 과일을 따먹기 시작하였다. 노인에게는 솔잎을 그늘에 말리고 칡뿌리를 캐다가 돌로 찧어서 그늘에 말리

고 산콩을 따다가 합쳐서 넓은 바위에 큰 돌로 문질러서 가루를 만들어 항상 드리고, 청산도 먹으며 항상 잠을 자는 곳에다 비 안 맞게 잘 간수하여 싸두었다. 그런데 그동안은 아무것도 가르침이 없이 그저 먹는 일에만 열심히 하느라고 별로 말씀을 올릴 기회도 없었다.

중기단법 수련 中氣丹法 修煉

청산은 도대체 이 노인이 무엇 때문에 이 고생을 시키는지, 무엇을 가르쳐 주려는 것인지 알려고도 하지 않았고, 그저 산 과일을 따먹고 이 산 저 산 뛰어다니며 노닐고, 칡뿌리, 솔잎을 따다 말렸다.

그러던 어느 날 '들머리 나라' 사람의 옛날이야기를 들려주시고
"너, 밖으로 나오너라."
그리고 몸을 골고루 움직여준 다음에 "고요히 앉아서 모든 생각을 다 버리고 돌 둔자리 숨쉬는 것을 배워라. 숨을 들이쉴 때는 배꼽 아래만 나오게 하고, 숨을 내쉴 때는 배꼽 아래가 들어가게 하면서 부지런히 계속하여라. 숨을 들이쉴 때 마음으로 수를 다섯까지 헤아리고, 내쉴 때 여섯부터 열까지 헤아려라. 수를 빠르지도 느리지도 않게 헤아려라. 그리고 손가락, 발가락부터 온몸을 움직이고 나서 이제 가만히 앉아서 아까 말한 대로 하거라." 하시므로 이제야 돌 깨는 것을 가르쳐 주시나 보다 하고 돌 깨려는 욕심에 한참을 하니 잘 되지도 않고 배만 아프고 여러 가지 생각은 더 떠올라 숨쉬기를 하지 않고 노인이 계신 곳을 힐끗 보니 안 계시

지 않는가, 옳다 하고서 일어나려 하는데 "왜 하지 않고 벌써 일어나느냐?" 하시는 것이다.

할 수 없이 "배가 아프고 오만 가지 생각이 떠올라서 안 됩니다." 하고 말씀드리니 코웃음 비슷하게 소리를 내시고서 "아직도 욕심이 가득하구나. 배가 아픈 것은 욕심이 있어서 힘을 주어 하늘 기운을 들어갈 곳 없이 받으려 하기 때문에 아프고, 오만 가지 생각은 또한 욕심 때문에 일어나는 것이니 한 가지 욕심이 생각으로 바뀌고, 생각은 또 생각을 낳아서 오만 가지 생각이 다 나는 것이니 그 욕심을 부리지 말고 천천히 그리고 서서히 깊게 은은히 하여라. 그러면 오만 가지 생각도 없어지고 배도 아프지 않다." 하시고 "어서 하라." 하신다.

할 수 없이 다시 앉아서 조용히 그리고 천천히 깊게 은은히 숨을 들이쉬고 또 천천히 그리고 깊고 은은히 숨을 내어 뱉으니 그도 역시 마실 때는 그런대로 다소 되는 것 같은데 내쉴 때는 숨이 가빠져서 입으로 내뱉게 되는 것이다. 입으로 소리내어 뱉으니 아주 속이 후련한 것 같고 답답한 것이 없어지는 듯하였다.
 이렇게 한참하고 있는데 옆에서 "누가 입으로 숨쉬라고 했느냐? 숨은 코로 쉬는 것이지 입으로 누가 숨을 쉬느냐? (鼻用調息) 입은 음식이 들어가는 곳이고, 코는 숨쉬는 곳인데 하늘의 뜻을 따르지 않고 어떻게 힘을 얻어 갖겠느냐? 입은 사람이 거칠게 살아가다가 마지막으로 죽어갈 때나 입으로 쉬는 것이니 앞으로는 절대 입으로 숨을 들이쉬지도 내뱉지도 말아야 한다. 입은 다물고 눈은 지그시 감고 조용히 다시 앉아서 하여라." 하시므로 할 수 없이 그대로 하니 처음은 답답한 것 같으나 얼마 지나니 아무렇지 않고 몸이 더워지기 시작하며 기분도 상당히 좋았다.

그러나 얼마 못 가서 조바심이 나서 오래 하지도 못하고 그대로 앉아서 눈을 뜨고 산 아래를 굽어보았다.

그러니 갑자기 쓸쓸한 생각만 들고 다시 오만 가지 생각이 들고 답답하고 공연히 불안하여질 뿐이다.

그러자니 자연히 몸을 움직이게 되었다. 그런데 노인은 "오늘은 그만두어라. 그리고 내일 다시 하여라." 하시지 않는가. 어찌나 반가운지 "예." 하고서 이 산 저 산으로 한참 뛰어다니며 산 과일, 칡뿌리를 캐는 데 열심히 하다 보니 옛날처럼 모든 생각이 없어지고 먹을 것만 찾게 되었다.

다음 날도 어제 모양 또 하라고 하시어 몸을 골고루 움직이고 조용히 앉아서 숨을 내쉬고 들이쉬고 하니 어제보다는 훨씬 잘 되는 것 같았다. 그러나 역시 얼마 못 가서 어디에 가면 무슨 열매가 있고 어디 가면 무슨 나무가 있고 어디 가면 토끼가 살고 어디 가면 무엇이 있고 이러한 생각만 눈에 떠오르는 것이었다.

그러니 자연히 손발이 쑤시며 앉아 있을 수가 없어서 일어났다. 그리고 노인이 계신 곳을 바라보니 안 계시었다. 이때다 하고서 산 과일과 칡뿌리를 캐어 먹으러 이리 가고, 저리 다니다 늦게 오니
"너 오늘 얼마나 숨쉬기했느냐?" 하시므로 "오늘은 한참 했습니다."
"그래, 앞으로 더 오래 하거라." 하시고 바위틈 나뭇잎 자리에 누우신다.

옆에 누우니 항상 듣는 산짐승 소리요, 발자국 소리지만 하루하루 어떻게 그래도 노인을 의지하고 지내왔으나 그날은 이상하게도 무서운 생각이 들어서 노인 옆으로 바싹 다가가 눕게 되었다.
얼마를 자다가 눈을 뜨니 날은 훤히 밝아 오는데 노인은 보이지 않는다. 항상 뛰어다니다가 자서 그런지 여태껏 해가 높이 떠올라야 깼는데, 그때마다 항상 노인은 옆에 계셨는데 오늘은 깨어보니 안 계시지 않는가.

얼른 일어나 바위틈에서 나와 두리번거리며 살펴보니 그다지 멀지 않은 곳의 바위 위에서 서쪽을 향하여 앉아 계시지 않는가. 그때 생각에 '저 노인도 돌 둔자리 숨쉬는 것을 하고 계신가보다 나도 그러면 해야겠다' 하고서 아무 데나 평평한 곳을 골라 앉아서 몸을 고루 움직여주고서 고요히 앉아서 숨을 쉬기 시작했다.

그러나 얼마 못 가서 싫어져 일어나 개울에 내려가 목욕하고서 올라오니 노인이 바위에서 내려오시며 "오늘은 네 스스로 일찍 일어났구나." 하시면서 빙긋이 웃으신다.

"네, 노인께서도 돌 둔자리 숨쉬기 하셨나요?" 하니
"얘야, 너도 이제는 노인, 노인 하지 말고 스승님이라고 불러라.
너에게 숨쉬는 법을 가르쳐 주었으니 스승이 아니고 무엇이냐?"
하시므로 다음부터 스승님이라 부르게 되었다.
청산은 항상 숨쉬기는 하지만 조금 하다가는 싫증이 나서 하지 못하고 뛰어다니며 놀기만 하였다. 그런데 하루는 눈이 와서 온 산이 눈으로 덮였다. 그렇게 많던 산 과일이 익을 대로 익어서 떨어지고 그래도 하나 둘 매달려 있는 것도 시들시들 말라붙었지만 꿀맛 같아서 많이 따먹었는데 이제 눈을 보니 참으로 안타깝고 눈이 모든 먹을 것을 빼앗아간 것 같은 것이 울화가 치밀고 눈이 그렇게도 보기 싫을 수가 없었다.

얼마 동안을 그래도 산 과일에 맛을 들여서 그런 대로 지냈는데 그것마저 없어서 높은 산을 다 뒤지며 다녔는데 이젠 뒤질 것도 없고 그 많은 도토리도 구할 길 없으니 그 텁텁하고 쫍즐하고 시큼한 것만 먹고 살 생각하니 앞이 캄캄하고 어떻게 사나 하는 생각이 들어 있는데 "애야, 아침을 먹고 오늘은 눈이 쌓였으니 여기 앉아서 숨쉬기를 하여라." 하시지 않는가.

할 수 없이 "예." 하고 대답을 하고도 아침은 칡뿌리를 그대로 캐다 놓은 것을 조금 뜯어먹고서 가만히 앉아서 숨쉬기를 하니 앞서는 그래도 조금씩 잘되기도 하고 덥기도 하였는데 이날은 전혀 되지도 않고 공연히 딴 생각만 떠오르고 얼마 동안 잊혀져 가던 할아버님 생각이 들고 도저히 그대로 앉아 있을 수가 없는데 "그것 보아라. 입으로 맛을 찾으니 맛있는 것이 없을 때는 걱정이 아니냐.
내가 그래서 과일 맛을 들이지 말고 산중 생활에서 영원히 먹을 수 있는 칡뿌리, 솔잎가루 먹는 것을 하라고 했지 않느냐. 그리고 쉬지 말고 숨을 쉬라고 하였는데 너는 오늘날까지 조금씩 하다 말았으니 벌을 받아야 한다." 하시지 않는가.

그리고 칡 줄기 굵은 것을 구하여 오라고 하신다. 칡 줄기 가져오는 것은 어디에 가면 있다는 것을 다 알기 때문에 걱정이 없지만 벌을 받아야 한다고 하시면서 칡 줄기 굵은 것을 많이 가져오라 하시니 벌 받는 것과 칡 줄기와 무슨 상관이 있는가? 그리고 오늘날까지 벌을 받아야 된다고 하신 일도 없었고 혹간 눈을 크게 뜨시고
"그렇게 하면 안 된다." 하시는 말씀을 가끔 들어왔건만 벌 받으라고 하시며 칡 줄기 가져오라는 것은 처음이다.
그리고 그동안 더위와 추위를 어떻게 지내왔는지 나도 신기하게 생각을 하였는데 오늘은 좀 추운 것도 같고 눈을 밟으니 차가운 것이 도무지 좋지 않았다.

그러나 또 어떠한 호령을 하실 지도 몰라서 개울 옆에 칡 줄기가 커서 칡을 캐려하니 바위틈이라 못 캐서 놓아두었던 것을 생각하고 그곳에 가서 그 줄기를 여러 갈래 걷어서 한아름 안고 돌아와 스승님께 드리니 "그냥 들고서 나를 따라오너라." 하시며 조금 앞에 있는 커다란 소나무 앞으로 가셔서 스승님께서 소나무로

먼저 올라가시더니 그 칡 줄기를 던지라고 하신다. 몇 개씩 두루마리를 하여 던지니 받아서 옆에 걸쳐놓으시고 다 받으신 다음에 "너도 이리로 올라오너라." 하시므로 의아한 생각을 하면서도 올라갔다.

"너 이 나뭇가지에 무릎 안쪽으로 걸고서 거꾸로 매달려서 숨쉬기를 하여라." 하시지 않는가. 할 수 없이 그대로 따라서 하니 칡 줄기로 무릎과 발목을 떨어지지 않게 묶으시고 내려가시면서 "너는 숨쉬기를 부지런히 하지 않으면 피가 머리로 몰려서 죽으니 쉬지 말고 숨쉬기를 하여라. 모든 생각을 다 버리고. 이것이 그동안 네가 배꼽 아래 돌단자리 숨쉬기를 안 한 벌이다." 하시며 가시니 참으로 견디기 어려운 고통이었다.

그러나 배꼽 밑 숨쉬기를 하면 아픈 곳이 덜하고 안 하면 금방 죽을 것 같으므로 쉬지 않고 하니 추위도 없어지고 땀이 나며 아무런 생각도 없어지는 것이었다. 죽었는지 살았는지 온몸이 어떻게 되었는지도 모르고 그저 쉬지 않고 자꾸만 배꼽 밑에 숨쉬기만 하였다.
이렇게 얼마 있으니 죽을 것만 같아서 "스승님 다시는 안 그러겠습니다. 어서 풀어 주십시오." 하고 아무리 소리쳐도 대답이 없으시다.

이제는 꼭 죽이려고 하시나 보다 하고서 죽지 않으려고 쉴새 없이 계속해서 돌단자리 숨쉬기를 하였다.
그렇게 죽지 않으려고 애를 쓰면서 숨쉬기를 하고 있는데 사람 소리가 나서 눈을 뜨니 스승님이 아니신가. 어찌나 반가운지 눈물이 청산도 모르게 흐르니 한참 보시다가 "이제는 쉬지 말고 열심히 돌단자리 숨쉬기를 하겠느냐?" 하신다.

"예." 하고 대답하니 올라오시어 줄을 천천히 풀어서 내리니 청산은 손으로 땅을 짚었으나 손에 힘이 하나도 없어서 굴러떨어졌다. 떨어져서 일어나려고 하니 발도 역시 움직이지 않는다.
몸만 꿈틀대고 있으니 스승님께서는 청산의 몸을 몇 군데 누르더니 이제 일어나라고 하신다. 이게 웬일인가? 다시 옛날처럼 손발이 말을 듣지 않는가. 그렇게도 힘이 없고 저리던 손발 몸이 모두 전과 같으니 신기하기도 하였다. 바위틈으로 돌아와 배가 고파 가루를 가지고 개울로 가서 얼음을 깨고 물을 마시고서 텁텁한 것도 잊고 아무 생각 없이 많이 먹었다. 그러니 이제 배도 부르고 또 스승님께 벌을 받을까 봐서 바위틈으로 와서 숨쉬기를 하였다.
그러나 숨쉬기는 안 되고 이대로 잘못하다가는 스승님 손에 죽게 되겠다는 생각이 나니 또 할아버님이 뵈옵고 싶고 태학산 모든 것이 생각나 도망할 마음이 다시 나므로 숨쉬기하는 척하기만 할 뿐이지 스승님이 어디 가시기만 바라고 있는데 스승님께서 밖으로 나가신다.

그래도 근처에 계시겠지 하고 한참 있어도 아무 소리 들리지 않고 바람 소리만 들려올 뿐이었다.

일어나서 바깥에 나가 살펴보아도 스승님은 안 계시었다. 이때다 하고서 한없이 한참을 산 아래로 뛰어 내려가니 저 멀리 사람들이 나무지게를 지고서 올라오는데 점점 가까워질수록 이상한 냄새가 나서 속이 넘어올 듯하고 사람 만나기가 싫어지고 그 사람이 가까이 오기 전에 바위 뒤에 몸을 숨기고 자세히 보니 그 사람들은 옷을 두툼하게 입고 머리에도 털로 된 모자를 쓰고 지게를 지고 올라오고 있었다.

한참 살피다가 앞을 지나쳐 올라갈 때까지 보았으나 그 사람들의 옷과 청산의 옷을 비교하여 보니 청산의 옷은 옷이 아니라 벌거벗은 것과 다름이 없으며 사람을 만난다는 것이 오히려 무서워졌다.

이 꼴을 하고서 어떤 사람을 만날 것인가. 청산은 여기서 도망을 스스로 그만둘 결심을 하고서 다시 산 높은 산 깊은 골짜기 사람 그림자도 없는 바위틈 스승님 계신 곳으로 돌아왔다. 돌아와 보니 그때까지도 스승님은 안 계시었다.

해가 저물고 날이 어두워도 오지 않으셨다. 날이 어둡고 밤이 되니 산짐승이 여기저기서 울어대고 멀리서 이상한 새가 울부짖고 바람 소리가 간간이 나뭇잎을 흔드는 데 아주 무서웠다.

그동안 밤에는 꼭 스승님이 계셔서 스승님을 의지하고 마음놓고 잠을 잤는데 오늘 저녁은 그렇게 무서울 수 없는 밤이었다. 바람 소리에도 놀래고 금방 무엇이 들이닥치어 물어버릴 것 같기도 하다.

이러한 시간이 얼마 지나니 '이제는 할 수 없다. 다 잊고 죽든 살든 돌단자리 숨쉬기나 해야겠다.' 하고서 모든 생각을 잊으려고 해도 그러면 그럴수록 더욱 무서워진다.

이렇게 무서움 속에 안절부절 하면서 긴 겨울밤을 지내고 날이 훤히 밝으니 '이제는 살았다.' 하는 생각을 하고서 나뭇잎에 누운 것이 어찌하다가 깊은 잠이 들었다.

얼마를 자다가 누가 팔을 건드리는 바람에 잠을 깨어 보니 스승님이 와 계시지 않는가. 이 세상에서 이렇게 사람이 반가운 때는 없을 것이다. 청산 스스로도 모르게 처음으로 스승님 무릎에 엎드려 울었다.

그랬더니 한참 계시다가 "네가 엊저녁에 무서웠던 모양이로구나.
그러나 어찌 남자로 태어나 눈물을 흘린단 말이냐. 어서 눈물 닦고서 나를 따라 다른 곳으로 가자. 아주 조용하고 굴도 깊고 넓은 곳으로 가는 것이 좋겠다." 하시면서 나가신다.

청산은 "이 먹을 것은 어찌하고 딴 곳으로 갑니까?" 하니 "그곳에 가서 다시 만들어 먹으면 되지 않느냐? 거기 놓아두면 딴 것이 와서 먹을 것이다. 어서 가자."고 하신다. 스승님을 따라서 높은 산을 여러 번 넘어서 얼마를 가니 몸에는 땀이 흐르고 발바닥은 뜨거운지 차가운 지도 모르고 따라갔다.

산밑은 눈이 푹푹 빠지는데 산봉우리로만 가니 그곳은 눈이 바람에 날려서 그런지 별로 없었다.

그러나 얼어서 미끄럽고 걸어가기가 불편하였으나 스승님을 따라가자니 정신없이 따라가게 되었다. 그러나 스승님은 이런 곳을 많이 다녀보셔서 그런지 아무렇지도 않은 듯이 평지에서 걷는 듯하시며 성큼성큼 가시지 않는가.

그 걸음을 따라가자니 온갖 힘을 다 들여서 얼마를 따라갔다. 이윽고 어느 산봉우리를 향하여 오르시더니 봉우리 가까이 가서 옆으로 돌아서 커다란 바위 밑을 들어가시니 청산도 따라 들어갔다.

굴이 처음은 겨우 고개를 숙이고 들어갈 수 있었으나 안은 컴컴한 것이 몹시도 넓었다. 사람 다섯은 충분히 누울 수 있는 굴이었다. 스승님께서는 "이제 다 왔다. 여기서 사는 것이다." 하시는데 바닥에는 언제 깔아 놓으셨는지 나뭇잎이 많이 깔려 있었다.

커다랗게 집을 짓고 새로 이사 온 기분이 들고 바람도 들어오지 않고 아주 좋았다.
"이제 밖에 나가서 어둡기 전에 먹을 것을 캐와야 하지 않겠느냐?" 하신다.
그 말씀을 듣고 나니 청산도 배가 고팠다. 나가서 이리저리 양지 바른 곳을 다니며 칡 줄기를 보고서 나무로 눈을 파헤치고 땅을 조금씩 일구어 칡뿌리를 잡고서 당기니 속이 그다지 안 얼어서인지 잘 뽑혀 나온다.

한참을 얼어붙은 땅과 싸우며 겨우 다섯 뿌리를 캐 가지고 와서 얼음을 깨어 칡뿌리를 깨끗이 닦아서 스승님께 갖다 드리고 청산도 두 뿌리를 먹었다. 그런대로 저녁 요기를 하고 스승님과 같이 잤다.
이렇게 그럭저럭 돌단 숨쉬기를 하면서 겨울이 지나가고 따뜻해지기 시작하였다.

어느 날 스승님께서는 이제 숨쉬기를 잘하니 몸을 이렇게 손을 모으고 서서 숨쉬기를 하다가 또 이렇게 몸을 굽히고도 하고 앉아서도 이렇게 하라고 하시며 다섯 가지를 가르쳐주신다.

그 다섯 가지를 하면서 얼마를 지나니 또 다섯 가지를 가르쳐 주시고 그러는 사이에 아주 따뜻한 초여름이 되었다.

하루는 깊은 잠에 빠져 있다가 날이 훤히 밝아와 눈을 뜨고 있는데 어디서 이상하게 여태껏 들어보지 못한 새끼 짐승 소리가 산 아래에서 들려온다. 이상하게 여겨 벌떡 일어나 보니 스승님은 안 계시고 청산 혼자인지라 밖으로 나와보니 더욱 그 소리는 크게 들리고 스승님은 보이지 않는다.

산아래 소리 나는 곳으로 뛰어 내려가 보니 조그마한 고양이가 두 마리 있어서 서로 조금 떨어진 곳에서 울고 있지 않은가.

얼른 가서 안으니 그 고양이도 반가운 듯이 가만히 있는 것이다. 두 마리를 다 안고서 굴로 돌아와 나뭇잎으로 푹 덮어주니 울지 않았다.

그러나 한편 청산은 '이것이 들고양이 새끼인 모양인데 어미가 알면 이곳으로 와서 울면서 달라고 하겠지.' 하면서도 청산 스스로 가지고서 길들여 보고 싶었다. 그런 생각을 하고 있는데 스승님께서 들어오시었다.

사람의 소리가 나서 그런지 또 울지 않는가. 그 소리를 들으시고
"그것은 어디서 가지고 왔니?"
"예, 산 아래에서 주워 왔습니다."
하고 말씀드리니
"엥, 또 몹쓸 사람들. 결국 잡아갔구나." 하시며 혼잣말 비슷하게 하신다. 그리고서 "그래 잘 데려왔다. 잘

못하면 딴 짐승 밥이 될 뻔했구나. 그 새끼는 큰 산 고양이 새끼니 네가 잘 기르거라. 그런데 무엇을 먹여서 살릴래?"
"제가 먹이를 구해다 주겠습니다."
"그러나 함부로 짐승을 죽이면 안 된다."
"예, 알겠습니다." 하니 스승님은 밖으로 나가셨다.
청산은 고양이가 그 전에 밥을 먹는 것을 보았고 고기를 잘 먹는 것을 알고 있으므로 밥은 구할 길 없고, 개울에 가서 고기를 잡아다 주는 수밖에 없다고 생각하여 개울로 내려가 개울물을 돌리고 대충 손으로 물을 퍼내 보았으나 물을 퍼내는 것보다 생기는 물이 더 많아 고기를 잡을 수가 없었다. 생각다 못하여 큰 돌을 들어서 작은 돌 밑으로 들어간 자그마한 고기를 보고 그 돌을 내리쳤다. 그렇게 하고서 돌을 보니 몇 마리가 죽어 있었다.

그것을 가지고 가서 고양이 새끼에게 주니 아주 맛있게 두 마리가 먹는데 눈 깜찍할 사이에 다 먹어 치우니 너무 적은 모양이다. 그래도 그것을 먹고서 힘이 나는지 밖으로 나가려고 한다.

청산은 커다란 돌을 주워다가 못 나가게 돌 우리를 쌓아놓고 그 속에 나뭇잎을 깔고서 그곳에다 넣어두고 또 내려가서 고기를 잡았다.
그러나 항상 몇 마리밖에는 못 잡았으며 그럴수록 애가 탔다. 그래서 궁리 끝에 태학산에 있을 때 덫을 놓아서 토끼를 잡던 생각이 나서 나뭇가지를 꺾어다가 칡 줄기로 엮어서 덫을 만들어 토끼가 잘 다니는 곳에 놓았다. 그리고 다음날 아침에 가보니 토끼가 납작하게 깔려서 잡혀 있었다.

얼른 갖다가 주니 털만 깨물고 먹지 못한다. 가지고 나와서 나무로 껍질을 벗겨 갖다주니 아주 잘 먹는다. 이렇게 하면서도 매일같이 돌둔자리 숨쉬기는 쉬지 않고 하였다.

어느 따뜻한 날 고양이를 데리고 나와서 내어놓으니 졸졸 따라다닌다. 개울에 가서 가재도 잡아주고 시꺼먼 산개구리도 아주 잘 먹는다.
이렇게 하는 동안에 청산도 커가고 고양이도 커갔다. 이젠 제법 커서 저 혼자 산으로 뛰놀다 배가 고프면 온다. 그런데 고양이가 이렇게 클 수가 있는가?
고양이치고는 너무 커가고 있다.

이름을, 혼자서 옛날 호랑이 얘기가 생각나서 백호와 대호로 불렀다. 항상

"백호야, 대호야."
부르니 이젠 제법 저를 부르는 소리로 알고 뛰어온다. 아주 즐거운 나날이었다.

하루는 스승님께서 부르시므로 백호와 대호를 데리고 굴로 돌아오니 오늘날까지 스승님과 청산 단둘이 살다가 고양이 두 마리가 생기어 그런대로 지냈는데 굴 안에 들어가니 생전 처음 보게 되는 노인이 와 계시고 그 노인 앞에 스승님께서 절을 하고 인사를 드리라고 한다.

그 노인 앞에 나아가서 절을 하니 그 노인이 스승님을 보고서
"이 아이인가."
하신다. 그러니까 스승님께서는
"예."
하고 대답하시니, 아무래도 스승님보다 연세가 많으신가 본데 스승님보다 키도 작으시고 아주 젊어 보인다. 그런데도 스승님을 아이한테 얘기하듯 하시고 스승님은 무릎을 꿇고 앉아서 꼼짝을 못하니 '도대체 저 노인은 누구일까?' 하고 있는데 청산을 유심히 보시더니
"너도 이제 우리 식구가 되었으니 올바르게 대를 이어 받아라. 나는 너의 스승이신 청운도사의 스승이다."

하시지 않는가. 오늘날까지 스승님이라고 불러 왔지만, 성함도 몰랐는데 처음 청운도사란 말에 그렇다면 청산의 스승이 도사란 말인가? 여태껏 한 해를 살아도 도사인지 무엇을 하는 분인지 아무것도 모르고 원망도 수 없이 하였고, 공포 속에서 이제 겨우 친근감이 생기어 할아버님처럼 생각이 되었는데 도사라는 말을 듣고 나니 한편 기쁘고, 더욱 두려운 생각이 들었다.

청산이 보기에는 평범한 사람인데 무엇 때문에 도사라고 하는지 옛날 얘기에서 들은 도사는 날아다니고 구름을 타고 다니고 아무리 먼 거리도 순식간에 갔다 왔다 하고 바위를 치면 바위가 부서지고 바람도 일으키고 비와 눈도 오게 한다는데 걸음을 걸어도 그다지 빠르지 않고 내가 도망하려다 다시 온 것도 모르시고 무엇이나 생각해도 도사 같지가 않았다. 겨우 배꼽 밑으로 숨쉬라는 것밖에 무엇이 있는가? 그런데 이 스승님의 스승님이 오셔서 도사라고 하시니 참으로 이상하기만 하였다.

이런 생각을 하느라고 두 분의 말씀을 귀담아듣지 못하였다.
"너, 산에 사는 것이 그동안 겪으니 어떠냐?"
하시는 바람에 청산은 정신을 차리고 스승님과 똑같

이 무릎을 꿇고 앉아서
"예, 이제는 살아나갈 수 있습니다."
"이제는 너의 집 생각이 안 나니?"
하신다.
"가끔씩 나기는 하나 갈 수 없다는 것을 알고부터는
아주 잊어버렸습니다."
"그래, 앞으로 부지런히 청운도사의 가르침을 받아라."
그리고서 스승님을 향하여
"총명하니 잘 가르쳐보오." 하면서
"나 밖에 좀 나갔다 오겠다."
하시며 밖으로 나가신다.

나가시다가 고양이를 보고서
"아니 이 호랑이 새끼가 어찌 여기 와 있노?"
하신다.

그러니 스승님께서 일어나 나가시고 청산도 따라 나갔다.

스승님께서 먼저 나가시어
"아마 어미를 잃고, 울고 있어서…."
청산을 가리키며
"얘가 가지고 왔습니다."
"흥, 그 녀석 어진 마음도 있구만, 잘 키워라. 앞으로 도움이 될 것이다. 그러나 먹이를 구해 주느라고 배우는 데 다소 게으름을 피우지 않을까?"
하시면서 산봉으로 오르신다.
스승님께서는
"너도 어서 숨쉬기를 하여라."
하시므로 날도 덥고 하여 개울가 그늘진 곳에 가서 숨쉬기를 여러 가지로 몸을 움직이면서 다섯 가지씩 배운 대로 그대로 하면서 오래도록 하였다.

얼마를 하고 있는데 눈에는 전과 달리 영화 보는 것 같이, 태어나서 자라고 이곳에 와있는 것과 또 내 몸속이 골고루 다 훤하게 보인다.

그리고 배꼽 아래가 더워지며 몸이 떨리는 것이었다. 그때부터 계속 숨쉬기만 하면 몸이 떨리는 것이었다. 그래서 쉬지 않고 한없이 하고 있는데 누가 부르는 소리에 깜짝 놀라 눈을 뜨고 소리 나는 곳을 보니 스승님의 스승님이신 아까의 그 노인이 내려오시며 부르신 것이었다.

그리고 옆에 와서 앉으시며
"너도 거기 앉아라."
하신다.

그런데 왠지 스승님과 다르다. 스승님은 얘기를 전혀 안 하다시피 하시는데 이 스승님의 스승님은 옆에 앉혀 놓고서 이 얘기 저 얘기 묻기도 하시고, 또 얘기도 하여 주시는데 천천히 그리고 위엄 있고 무겁게 뜨문뜨문 하시지만 청산은 스승님에게 듣지 못하던 얘기를 많이 들었다.

"너의 스승님은 경상도 안동 분이시며, 본명은 이송운(李松雲)이시고 일찍이 절에서 자라났으며, 절이 시주가 적은 절이라 내가 데려다 키웠다."

는 얘기며

"너의 스승 청운도사(靑雲道士)도 너와 똑같이 아니 그보다 더한 고통을 겪으며 올바른 깨달음을 얻어 가지신 것이다. 너도 부지런히 배워라."

하신다. 그런데 청산이 궁금한 것은 고양이를 보고 호랑이라고 하신 것이다. 그러므로 스승님의 스승님께 여쭈어보았다.

"아까 제가 기르는 고양이를 보고 호랑이 새끼라고 하셨는데 정말 호랑이 새끼인가요?"

하고 여쭈어보니

"그래, 호랑이 새끼다."

그 말씀을 들으니 여태껏 고양이로 알고 키워 왔는데 호랑이라는 말씀을 듣고 나서는 어쩐지 무서운 생각이 든다.

절에서 많은 호랑이가 둔갑하는 얘기, 또는 어려서 떡 할머니 잡아먹던 얘기며, 수 없는 얘기와 호랑이는 산신령님이 데리고 다닌다는 얘기며, 이런 생각이 들어서
"그러면 그 호랑이를 길러도 괜찮은가요?"
하고 여쭈어보니
"그럼 길러도 되지. 호랑이를 잘 기르면 너의 심부름도 하여주고 많이 도와줄 것이다. 그런데 마음으로 다스려야지 사람이나 짐승이나 포악하게 다루면 따라서 포악하여지고, 순하게 다루면 따라서 순하여지는 것이다. 네가 길들이기에 달려 있으니 그것도 하나의 배우는 것이다. 아주 털도 이쁘게 탈을 쓰고 종자도 큰 호랑이다. 잘 길러라. 불쌍한 것이니 네가 버리면 안 된다. 다 커서 스스로 자신이 가면 할 수 없지만 가기 전에는 키워라."

이 말씀을 듣고 나니 어찌 기쁜지 절대로 순하게 키워야 되겠다고 생각을 하고 있는데 스승님께서 오시어 바위굴로 가시자고 한다. 다 함께 바위굴로 가서 앉으니 스승님께서 쪽박으로 물을 떠 오라고 하신다.

스승님은 그 쪽박을 서너 개를 항상 가지고 다니시고 청산에게도 둘을 주시었다. 쪽박을 두 개 가지고 가서 물을 떠다 드리니 가루를 잡수시고, 청산도 가루를 쪽

박에 담아서 개울에 가서 먹었다.

해도 저물고 어두워지는데 스승님의 스승님은 가신다고 하신다. 스승님도 절을 하고 청산도 따라서 절을 했다. 그리고 스승님의 스승님은 가시고 스승님과 둘이서 청산은 호랑이를 어루만지다가
"스승님, 아까 다녀가신 스승님께서는 어디 사시는가요?" 하니 "아주 먼 데서 사시며 무운이신데 모두들 무운도사(無雲道士)라고 부르시고, 고향은 충청북도 분이시고 본성은 박씨이시고, 함자는 봉자 암자 이시다(朴奉岩). 어서 자고 내일 또 부지런히 숨쉬기를 하여라."
하시므로 아까 생각이 나서
"스승님 오늘 숨쉬기를 하고 있는데 갑자기 배꼽 밑이 뛰어서 나중에는 몸 전체가 흔들리고 제 몸의 안이 훤히 들여다보이고 지난 일들이 다 보이니 어찌 된 일 입니까?"
하고 여쭈어보니
"배꼽 아래가 떨리는 것은 네 몸이 이제야 가운데를 잡는 것이다. 앞으로도 여러 날 그런 것이 올 것이다. 가운데 기운이 움직여야(中氣의 運用) 비로소 너는 '단'에 잡을 자리를 마련하기 시작하는 것이다. 단이란 하늘의 기운과, 땅에서 네가 구하여다 먹은 땅 기운

이다. 이 두 기운이 배꼽 아래 단자리(下丹田)가 있어서 이 단자리에 그 두 기운이 돌돌 모이게 되어 돌둔자리라 하는 것이고, 나중에 모든 단이 들어오는 것이다. 이를 붉 받는 기운이라 하는 것이니 부지런히 하여라. 그리고 눈에 여러 가지가 보이는 것은 네가 아직도 마음이 맑은 물과 같이 깨끗하지 못하여 마음이 흔들리어 나타나는 것이니, 더욱 잡념을 버리고 그런 것이 앞으로 수없이 나타나도 아무렇게 생각지 말고서 하거라. 네가 그래도 튼튼하여 이제야 나타나는 것이다. 약하면 마음도 약해져서 일찍이 나타나는 수가 있는 것이고, 튼튼하면 아주 안 나타나는 것이다. 밤도 깊었으니 내일부터는 일찍 일어나서 숨쉬기를 하여라."

어느 때는 많은 사람이 나타나기도 하고 어느 때는 앞일이 훤히 내다보이기도 한다. 얼마간 배꼽 밑이 흔들리다가 그치고 그쳤다가는 또 흔들린다. 이렇게 하기를 여러 차례가 지나가도 청산은 개의치 않고 계속 숨쉬기를 하니, 눈에 보이는 것도 없어지고 때로는 드문드문 나타나기도 하고 아주 안 나타나기도 하고 나중에는 수정같이 푸른 물이 고인 웅덩이 같은 것도 나타난다.

이렇게 여러 날이 또 지나고 찌는 듯한 여름도 거의 다 지나갈 때가 되었다. 어느 날 자고 일어나니 스승님께서는 벌써 일어나 나가시고 없다. 밖에 나와 호랑이 새끼를 보니 호랑이 새끼도 없다.

얼마 전에 바위굴 앞에다 큰 돌을 모아서 호랑이 새끼 살 집을 지어 주었는데 그 속에도 없다. 언제나 일어나서 가보면 반겨주던 청산의 호랑이가 없어진 것이다.

이리저리 아무리 백호, 대호를 불러도 오지 않는다. 힘없이 다시 동굴로 돌아오니 호랑이가 두 마리 다 와서 꼬리를 치면서 반기는 것이 아닌가? 어찌나 반가운지 두 마리를 끌어안고 쓰다듬어주고 있는데 스승님께서 언제 오셨는지 뒤에서
"짐승을 기르려면 부지런해야지. 아침 일찍부터 자꾸 울어서 내가 내어놓았었다."
하신다.
"예, 알겠습니다."
하고서 두 마리 호랑이 새끼와 개울로 함께 가서 목욕하고 고기도 잡아서 주고 가재도 잡아 주면서 한참을 지나다가 돌아와 아침을 좀 먹고서, 나가 숨쉬기를 하였다.

매일같이 이렇게 계속하는 동안 이제는 마음속으로 수를 헤아리지 않아도 스스로 숨을 들이쉴 때나 내어

보낼 때나 한결같이 고르게 잘 되었다(調息).

그리고 몸도 아주 부드러워져서 어떠한 몸을 하고도 몸을 고를 수(調身) 있었고, 벌써 숨쉬기를 하면 마음에 아무런 움직임 없이 맑은 샘물같이 맑을 수(調心)가 있었다.

힘도 다소 나는 것 같았으나 그간 몇 차례 대소변이 나쁘게 나온 적도 있었다. 또는 머리가 몹시 아픈 적도 있었고 몹시 손발이 힘이 없고 저릴 적도 있었고 몸이 떨릴 때는 끝난 후 기분은 좋으나 힘이 더 빠지는 것 같기도 하였으며 어느 때는 손발이 차고 자다가 손발에 마비증세도 있었고 어느 때는 별안간 악을 쓰게도 되었다. 그러나 스승님께 어떠한 꾸중을 들을지 몰라서 혼자 끙끙하면서도 전혀 말씀을 못 드리고 혼자서 견디어 내면서 지내왔다.

그러나 큰 병은 앓지 않았다. 이렇게 얼마를 지나는 동안 옷은 이제 찢어질 대로 찢어져서 더이상 걸칠 수가 없었다.

칡으로 얽어매어도 안되어 웃옷을 찢어서 바지에다 동여매고 별짓을 다하였으나 도저히 견디어 내지 못

하고 겨우 아래만 가리고 다녔다.
이것도 얼마 못 가서 찢기어 겨울에 토끼 껍질을 벗겨 말려 놓았던 것을 나무 꼬챙이로 뚫으며 칡 껍질을 벗기어 그 줄로 꿰매어 지금 말하면 속옷처럼 해서 아래 속옷 하나만 입었다. 웃옷까지는 감도 없고 윗도리는 별로 필요치 않았다.

일 년이 넘도록 거의 발가벗고 살다시피 하였으니 몸은 검을 대로 검어져 있으며 머리털도 상당히 길었다.

아마 사람들이 보면 귀신이나 산짐승으로 보았을 것이다. 머리가 자꾸 눈을 가리어 칡 줄로 뒷머리를 묶었다. 이렇게 지나는 동안 무더운 더위도 고개를 숙이고 아침저녁으로 다소 찬 기운이 돌던 어느 날 다른 날과 똑같이 편안한 곳에 앉아서 몸을 움직여 준 뒤에 숨쉬기를 하면서 차례로 몸 움직임을 오십까지(中氣運用의 五十動作)를 하고 있으니 옆에서 호랑이 새끼들이 뛰는 소리가 들렸다.

스승님이 와 계신 것 같아서 눈을 뜨고 보니 스승님이 와 계시었다. 그리고 청산이 눈을 뜨자
"너는 이제야 겨우 마음을 고르고(調心) 몸을 고르고(調身) 숨을 고르고(調息) 하는, 네 마음으로 네 몸을

움직이는 처음 문(修道初功)에 들어섰으며, 사람은 이 가운데 아래 단이 모이는 곳(下丹田)인 돌돈자리는 하늘의 기운과 땅의 기운이 모이는 이곳이 사람 힘의 뿌리(根源)가 되는 것이다. 그러나 아직도 어려운 붉 받는 길까지는 창창하다. 이제 그 길로 쉬지 말고 가야 한다. 그것이 사람으로서 똑바로 가는 길이야. 알겠느냐?"

하신다. 그때는 무슨 말씀인지 몰랐으나 나중에 간추려 보면

"하늘의 홀올의 하나의 흠(宇宙의 一氣)은 모든 것을 생기게 하고 커서 변화(萬物生成變化)하고, 사람의 하나의 흠(人間의 一氣)은 홀올이 하나로 된(陰陽合實) 가운데(中氣)로 몸과 마음(心身)이 생겨나 커서 변화(生成變化)한다. 사람 몸의 가운데 기운이 모이는 것(中氣團合)은 하늘과 땅의 기운이 가운데 모이는 데(中央五十土)에서 비롯하여 생겨나고 커 가는(生成) 근원의 이치(原理)로 생겨나고 움직이는(生成作用) 것이 되는 것(展開)이다."

이러한 말씀이었다.

그러시고는

"이제 네가 사람 몸 안에 있는 것이 튼튼하여진 것이다. 그것이 튼튼하여지면 안의 여러 곳으로 보내고 뭉

치고 온전하게 잘 움직여주는(中央土 合實하면 補給과 團合과 保全의 三作用이 活潑) 것이다. 그래서 네가 여태껏 숨쉰 것은 몸 안의 가운데 기운을 키우는 곳을 튼튼하게 만드느라고 오십 가지 몸 움직임(五十動作)을 하면서 숨쉬기(調息)를 한 것이다(中氣丹法). 앞으로 모든 곳을 튼튼하게 하려면 아직도 멀었다. 내일부터는 숨을 들이쉴 때 다섯을 전과 같이 수를 헤아리고, 숨을 쉬어 멈추고 있을 때 여섯부터 열까지 헤아리는 것(吸五數, 止五數, 呼五數, 止五數)을 계속 하거라. 그리고 이런 몸을 하고서도 오랫동안 하거라. 모두 스물셋(二十三動作)이니 잊지 말고 내가 한 대로 해 보아라."

하시므로 청산은 빨리 스물셋의 몸 움직임을 보여 드리니 스승님께서는

"몸을 그렇게 빨리 움직이지 말고 천천히 조심스럽게 한 움직임 할 때마다 고요히 바꾸어 하여라."

하시면서 자세히 가르쳐 주신다(靜的動作).

"한 움직임을 하고서 오래씩 숨쉬기를 하여라(一動作 하고 계속 調息呼吸)."

하시고서

"오늘은 들어가 자거라. 내일 어디 한 번 하는 것을 보자꾸나."

하신다.

스승님을 따라 동굴로 돌아와서 밥(가루밥)을 먹고서 한참 호랑이 새끼 둘과 놀다가 청산 자신도 어쩌다 잠이 들었는지도 모르게 깊은 꿈속 나라로 가게 되었다.

건곤단법 수련 乾坤丹法 修煉

다음 날 아침은 청산도 일찍 깨어 옆을 보니 스승님께서는 먼저 일어나 밖으로 나가시고 안 계시다. 청산은 개울에 가서 물을 먹고 목욕도 하려고 호랑이 새끼들을 내어 보내고 개울에서 목욕하고 대호와 백호도 목욕을 시키려는데 호랑이들이 그 전과는 달리 배가 부른 것 같다.

이상히 생각하고
"무엇을 먹었니?"
하면서 개울 안으로 불러들여 목욕도 시키고 물고기며 가재도 몇 마리 잡아 먹이고 있는데 오늘은 이상하게 전과 같이 잘 먹지를 않는다.

대호는 조금 먹는데 백호는 먹지 않아 억지로 조그마한 것을 먹였다. 밤새도록 돌아다니며 무엇을 잡아 먹은 모양인지 그날 따라 몸 털이 더럽고 무엇이 많이 묻어 있는 데다 털이 고르지 못하고 무슨 냄새가 이상히 나므로 목욕을 깨끗이 시켰다.

한참 시간 가는 줄 모르고 호랑이 두 마리와 놀고 있는

데 스승님께서 찾으신다. 부지런히 개울에서 나와 굴로 돌아오니 스승님께서

"이제 일찍부터 숨쉬기를 하여라. 큰 고양이도 저 먹을 것은 제 스스로 구할 때도 되었으니 너무 큰 고양이한테 마음 쓰지 말아라."

스승님은 호랑이를 항상 큰 고양이라고 하신다.

"예, 알겠습니다."

하고서 스승님과 아침을 먹고 나서 청산은 항상 숨쉬기하던 평평한 곳으로 가서 몸을 골고루 움직이고 어제 스승님께서 가르쳐 주신 대로 숨쉬기를 하려고 준비를 하고 있는데 스승님께서 오시어

"너는 오늘날까지는 모든 것을 모르고 하였으나 이제 내 말을 잘 들어라. 너는 위로 조상 선령이 계시어 네가 이 세상에 태어났으며 할아버님과 웃어른이 있고 또 내가 있으니 모두가 너를 보살피는 것이다.

네 몸은 혼자이나 하늘과 땅이 굽어보고 조상 선령이 모두 보살피고 있으니 마음속으로 항상 고마움을 느끼고 그 품안에 들지 않으면 마음이 혼자가 되어 아무리 붉 받는 법을 닦아도 소용이 없는 법이다. 그러하니 하늘과 땅, 그리고 돌아가신 모든 영(人類源歸), 할아버님 그리고 너에게까지 붉 받는 법을 전하게 하여 주신 많은 웃어른들께도 고마움을 알고 절을 하여야 몸과 마음에 혼자가 되지 않는 것이다."

하시므로 참된 마음과 진심으로 고마움을 느끼며 하늘과 땅 그리고 조상 어른과 할아버님 계신 곳과 모든 곳에 그리고 윗대 스승님과 스승님의 스승님과 스승님께 절을 돌아가면서 하고서 조용히 가르쳐 주신 대로 숨쉬기를 하였다.

얼마 동안 새로이 배운 것이라 신기하기도 하여 계속 얼마의 시간이 흘렀는 지도 모르게 하였다. 그 사이에 호랑이들이 옆에 와서 그렁그렁 소리를 내므로 눈을 뜨고 보니 해가 서산에 진 뒤였다.

스승님이 계신가 하여 살펴보니 안 계시었다. 호랑이들을 데리고 굴로 돌아오니 스승님이 안 계시었다. 밤이 깊어도 스승님은 오시지 않으시니 호랑이 새끼와 같이 굴 안에 들어와서 얼마를 스승님을 기다리며 지내도 오시지 않으신다.

참으로 이상한 일이며 궁금하다. 여태껏 함께 계셨고 혹 안 계시다가도 밤이 되면 오셨으며 한 번 어디에 가시어 하루 저녁 지나고 오신 후로는 계속 함께 주무셨는데 이상하게도 오늘은 오시지 아니하여 굴밖에 나가 여기저기 스승님을 찾아도 보았으나 안 계시다.

그러나 그 전에 혼자 하루 저녁 지낼 적에는 무서웠는데 이번에는 무섭지는 않고 쓸쓸하고 허전할 뿐이다.

이렇게 하여 굴 안을 호랑이들과 들락날락하면서 밤을 지새웠다. 날이 훤히 밝아도 오지 않으시므로 청산은 어제 저녁도 먹지 않아서 배가 좀 고파 물을 떠다가 아침을 먹자니 스승님 생각이 더 나므로 조금 먹고는 밖으로 다시 나와 항상 스승님께서 앉아 계시던 곳을 보아도 안 계시다. 아무리 찾아서 산을 두루 다녀 보았으나 안 계시므로 할 수 없이 숨쉬는 것을 하기 시작하였다.

얼마를 돌 둔자리 숨쉬기를 하다가 옆에서 이상한 소리에 눈을 뜨고 보니 호랑이 두 마리가 서로 장난을 하는 것이 아닌가. 해도 어느덧 뉘엿뉘엿 서산으로 넘어간 것을 보아 저녁때가 되었는가 보다. 이렇게 날이 가고 달이 가고 추운 겨울이 되어도 스승님은 돌아오시지 않으신다.

청산은 그래도 호랑이 두 마리와 하루같이 돌 둔자리 숨쉬기를 정성껏 하면서 지내갔다.

이듬해 되는 봄이었다. 날은 따뜻하니 다시 추운 겨울

을 넘기느라고 앙상한 가지만 남았던 나무도 잎이 돋아나려고 망울망울 지어지고 새들도 나와서 지저귀고 호랑이도 상당히 컸다. 그리고 점잖아져서 그전과 같이 까불지도 않고 낮에는 느긋이 낮잠도 잔다. 그러는 동안에도 청산은 숨쉬기를 쉬지 않고 계속하였다.

어느 때는 산에서 다친 곳이 아프기도 하고 다시 떨리기도 하였고, 소리를 지르기도 하며 골치도 아픈 적도 있었다. 그러나 누워서 앓고 있을 정도는 아니었으니 몸을 떨고 나면 힘이 없으나 기분은 아주 좋은 적도 있고 기분이 좋지 않은 때도 있었다.

눈앞에 여러 가지가 보이기도 하였고 아주 숨쉬기하는 것이 싫어지는 날도 있었으나 눈이 오나 비가 오나 춥거나 덥거나 하루도 쉬지 않고 하였다. 그 고충이란 이루 말할 수 없었으나 어찌 글로써 다 밝힐 수 있을까?

햇수로는 만 삼 년이 안 되지만 절에 들어간 것까지 따지고 보면 사 년이라는 세월이고 스승님을 따라온 것은 삼 년이 되는 해이다. 그러나 십 년보다 더 고통스러운 적도 한두 번이 아니었다. 청산은 숨쉬는 것을 닦아가고 있지만 남이 보면 그 꼴을 무엇이라고 말하겠는가.

지금에 돌이켜 생각하면 참으로 용하게도 견디어냈다.

그때는 무엇 때문에 이런 것을 하라고 하시는지 또 이 것이 배꼽 아래 숨쉬는 것과 몸 움직이는 것과 고요한 마음가짐밖에 없으니 도대체 무엇인지 알 도리가 없이 그저 시키는 대로 두려워서 하다가 나중에는 습관이 되고 만 것밖에는 아무것도 없었다.

그러나 그런 것을 여쭈어 본 적도 없고, 불평도 제대로 하지 못하고 시키시는 대로 그대로 따라서 하기만 하였다. 그날도 전과 같이 숨쉬기를 하고 있는데 얼마가 지났는지 호랑이 두 마리가 반기는 울부짖음을 하는 바람에 눈을 뜨고 사방을 두리번거리며 살펴보니 점심때는 지났을 무렵인데 딴 날보다 일찍 숨쉬기가 끝나게 된 것을 아쉬워하면서
"대호야, 백호야."
불러도 오지 않고 막 산봉우리 쪽으로 뛰어간다.
청산도 일어나 그곳으로 발을 옮기려고 하는데 산봉우리 밑을 돌아서 스승님께서 오시고 계시지 않는가? 참으로 어찌나 반가운지 단숨에 달려가 큰절을 올리니,
"그동안 열심히 숨쉬기를 하였느냐?"
하시며 다시 굴 쪽으로 걷기 시작하신다. 대호와 백호는 청산보다 앞서 스승님 오시는 것을 반겨 울부짖었

던 것이다.

스승님을 따라 굴로 가니

"아주 깨끗이 하여 놓고 지냈구나."

하신다. 그동안 청산은 앞의 돌도 잘 만져놓고 안도 잘 다듬어 놓았던 것이다. 스승님께서는

"그래야지 몸과 마음이 깨끗하려면 붉 받는 법으로 닦으면 되고 목욕을 항상 하고 자고 있는 곳도 물론 깨끗이 하여야 마음이 밝음을 얻는 것이다. 어디를 가나 항상 깨끗이 하여야 되는 것이야."

하신다.

청산은 궁금한 것이 많으나 우선 스승님께서는 그간 어디에 가 계시다 오시었으며 무엇을 하고 계시다 오시었는지 궁금하여

"그간 어디에 다녀오시었사오며 그간도 무량하였사옵니까?"

하고 말씀 드리니,

"왜 지금도 아기 모양 무서우냐? 혼자서 지내는 버릇 해야 한다. 나는 이 산 저 산 다니다 스승님께 가르침을 받고 왔다."

"그러하시면 또 가시옵니까?"

"그야 봐야 알지. 그런 것은 생각하지 말고 오고 가는 것이 하루를 나가나 잠시 나가나 몇 달 몇 해를 떠나나

같은 것인데 그런 것에 마음 쓰지 말아라. 너에게 가르침을 주어야 할 때는 꼭 올 것이다. 가고 오는 것도 슬픔도 허전함도 기쁨도 없어야 하는 거야. 알겠느냐?"
하시므로,
"예."
하고서 다시 무엇을 여쭈어보지 못하고 있는데 스승님께서
"너는 이제 나가서 다시 숨쉬기를 하여라."
하시므로
"예."
하고서 다시 밖으로 나와서 항상 숨쉬기하던 곳으로 가서 숨쉬기를 하였다.

얼마를 하다가 눈을 뜨니 캄캄한 밤이다. 서서히 일어나 몸을 골고루 움직이고서 굴로 돌아오려 하니 이곳저곳에서 두 마리의 호랑이가 뛰어오는지라, 호랑이와 함께 굴로 돌아와 보니 스승님께서는 주무시고 계시므로 청산은 옆에 조용히 누우려 하니
"밥을 먹고 자거라. 배가 고프지 않느냐?"
하시면서
"물을 떠 오너라. 나도 함께 먹겠다."
하신다.

쪽박을 가지고 개울에 내려가서 물을 떠다가 가루밥을 스승님과 함께 먹고 나니 스승님께서 말씀하시기를,

"네가 처음에 숨쉬기를 한 것은 먼저 다소 가르쳐 주었지만 하늘 기운과 땅 기운을 아래 돌단자리(下丹田)에 모이게 하는 집을 지으려고 먼저 가운데 기운을 튼튼히 한 것이며(脾胃가 곧 中央土) 그 가운데 기운은 홀과 올이 하나의 홉으로 모이는 이치의 모습(氣는 陰陽調和의 象)인 것이니, 이것이 가운데 기운을 기르는 처음이 되는 붉 받는 법(中氣를 養育하는 基礎)이고 그 홉(一氣)을 싸고(包一守中) 가운데 기운을 키움이 붉 받는 법으로 들어가는 몸가짐이다. 또한 도에 들어가는 자세(姿勢)다.

그리고 다음으로 숨을 쉬어 멈추고 숨을 내쉬어 멈추고(吸止呼止) 하는 숨쉬기는 하늘 기운(乾氣)과 땅 기운(坤氣)과 두 기운(天地乾坤의 氣)은 하늘에 가득하여 서로 맞물고 돌아가며 움직이고 있는 것으로 사람도 그와 같은 것이니 그 가운데서 생기고 커 가는 것이 힘이며 그 가운데서 사는(同一한 原理 中에서 生存) 것이다. 그래서 둘째 숨쉬기(乾坤丹法)는 하늘 자리(宇宙的立場)에서 하늘의 원래 이치(宇宙의 生成原理)를 네 몸 안에서 움직이게 시키는 법(作用方法)이다.

그런데 아주 훌륭히 해냈다. 이제 다음 것을 내일 배워

주겠으니 어서 그만 자거라."

그러나 청산은 무슨 말씀인지 알 도리가 없었다. 많은 말씀을 하시지 않았기 때문에 대략 그대로 외우고 있으나 그 뜻을 아는 데는 오랜 세월이 흐른 다음이었다. 그저 시키시는 대로 따라서 할 뿐이었다. 그날은 정말 흐뭇한 잠자리였다. 반년이 되도록 스승님과 같이 자지 않다가 함께 자니 무척이나 좋았다.

스승님 옆으로 바짝 다가가서 누웠으나 잠이 오지 않았다. 얼마간을 지나다가 어떻게 잠이 들었는지도 모르게 실컷 자고서 일어나 보니 스승님은 안 계시었다. 밖으로 나와보니 전과 같은 자리에 고요히 앉아 계신다.

아마 숨쉬는 것을 하고 계신가 보다. 청산도 빨리 목욕을 하고 숨쉬기를 해야겠다고 생각하고 개울에 가니 백호와 대호가 따라온다.
개울에 가서 목욕을 하고서 올라오니 스승님께서 오시었다. 아침을 스승님과 함께 먹고서 항상 숨쉬던 자리로 갔다.

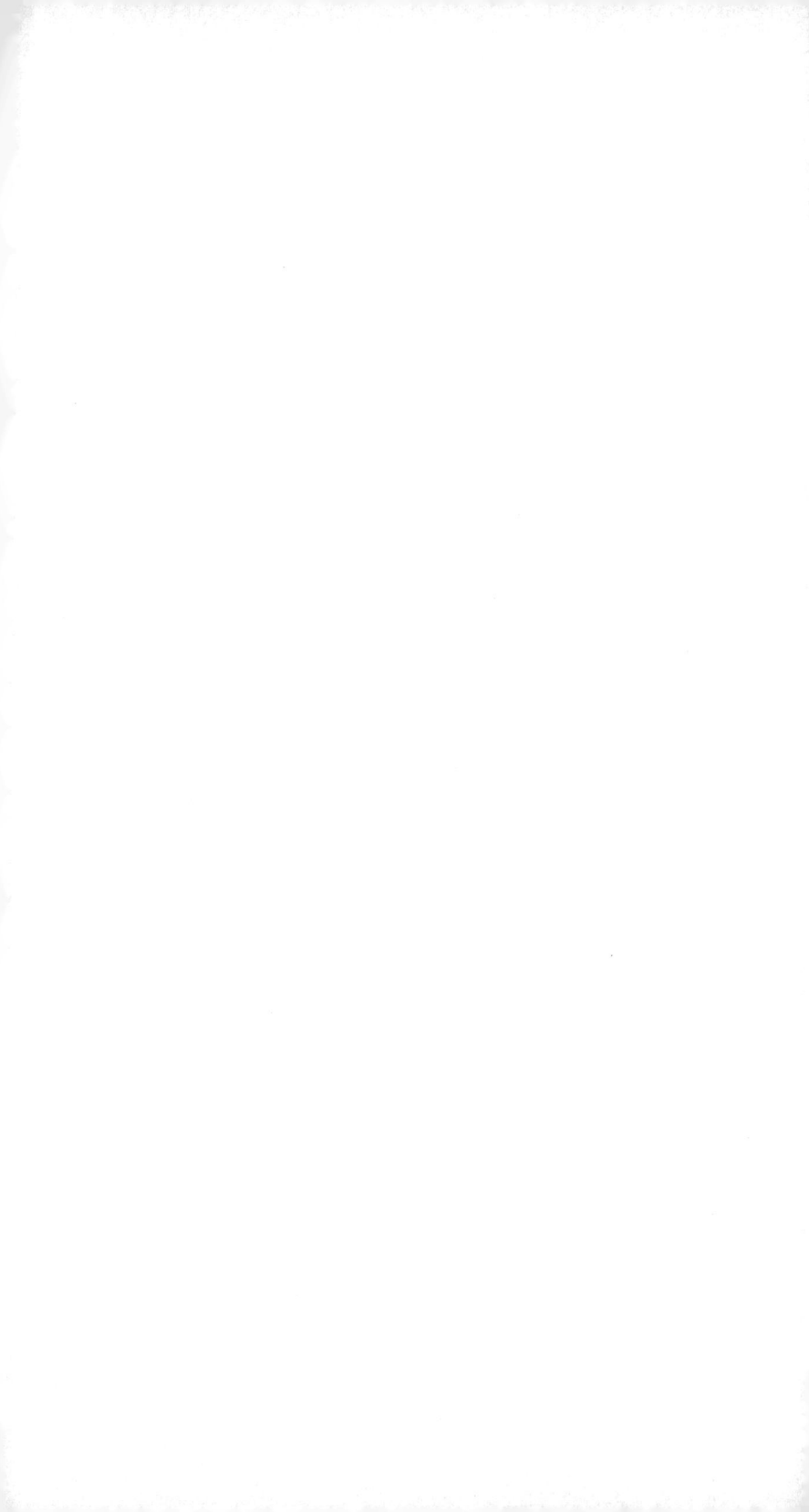

원기단법 수련 元氣丹法 修煉

항상 돌둔자리 숨쉬기하던 곳에서 매일 하듯이 절을 공손히 하고 몸을 손발부터 차례로 전신을 움직여 주고서 숨쉬기를 하려는데 스승님께서 오시어
"오늘부터는 스물셋(二十三 動作의 乾坤丹法)까지 하던 것을 끝내고 다음 것을 가르쳐 줄 터이니 그리 하여라. 네가 숨을 들이쉬고서 멈추어 보아라. 그리고 그것이 임의롭고 고르게 되도록 딴생각은 말고서 하거라. 몸 움직임도 이렇게 먼저 열두 가지만 하여라."
하시면서 열두 가지를 가르쳐 주신다.

천천히 그 열두 가지를 하여 보이니
"그렇지, 그대로 하되 한 가지 몸 움직임을 하고서 스물셋까지 할 때보다 더 오래 있다가 몸 움직이는 것을 바꾸어라. 마음으로 헤아려서 잘 맞게 하라."
고 하시며 자세히 말씀하여 주시었다.
(직접 모든 몸 움직임과 숨쉬는 법(動作, 呼吸) 등 붉받는 방법을 자세히 그림으로 밝혀서 펴내어 놓은 책 (國仸道法 冊)이 따로 있음).

그날부터 열심히 가르쳐 주신 대로 숨쉬기를 하고서

날이 어두워 일어나서 항상 하듯이 기지개를 크게 켜고서 몸을 골고루 다시 한번 움직여 주고 동굴로 돌아오니 스승님은 계시고 호랑이 두 마리는 보이지 않으므로 이상히 생각하며, 가루를 먹고 나서 동굴 밖으로 나와 아무리 호랑이를 불러도 달려오지를 아니한다.

그대로 동굴에 들어갔다. 아침에 일어나 보니, 스승님은 항상 이곳에 계실 때 숨쉬던 곳에 조용히 앉아 계시고, 그 옆에 호랑이 두 마리가 있다가 청산을 보고서 반겨 뛰어와 재롱을 부리는데 털이 헝클어져 있고 핏자국이 묻은 듯하고 대호는 앞발을 조금 절어서 자세히 보니 무엇에 가볍게 물린 듯하므로 이상히 여겨
"엊저녁 밤에 누구와 싸웠구나?"
하고서 어루만지다가 개울로 내려가 백호는 물에서 깨끗이 닦아주고 대호는 풀을 뜯어서 상처에 붙여 주고서 대충 등허리와 안 다친 곳을 닦아주고 물을 떠가지고 돌아와 있으니 스승님께서 오시어 함께 아침을 먹고 나니
"이제 너도 저녁에 일찍 자고서 새벽부터 숨쉬기를 하여라. 새벽에 새 기운을 받아야 한다. 알겠느냐?"
하시므로
"예."
하고서 밖으로 나와서 솔잎을 따다가 굴속 한쪽에다

널어놓고 칡뿌리를 캐느라 여기저기 다니다 조금 멀리 떨어진 산봉우리 밑까지 가게 되었는데 호랑이 두 마리가 다 같이 가기 싫어하는 것 같이 앞을 막고 이상한 몸짓을 하므로

"왜 그러니, 가면 안 되는 곳이냐?"

하니 말을 알아듣는 듯이 꼬리를 흔들고, 청산이 가려고 하면 으르릉대며 싫어하는 것 같은데 별안간 대호가 큰 소리로

"으르릉."

하고 산이 찡 울리는 큰 소리를 내니, 그 아래 멀리서도 역시

"으르릉."

하고 비슷한 소리가 들려오지 않겠는가?

그제야 '아하 딴 놈이 이 산으로 왔구나, 그래서 어제 저녁에 싸웠구나.' 생각하고서 칡뿌리를 캐 가지고 돌아오니 사부님께서 굴속에 누워 주무시고 계신지라 조심조심 쪽박을 들고나오는데

"칡뿌리 캐 가지고 왔구나."

하시면서

"멀리 가지 마라. 이 근천 산에서만 캐도 되는데 먼데로 가지 마라."

하신다. 청산은 속으로 스승님께서는 딴 호랑이가 이

산으로 온 것을 알고 하시는 말씀 같아서
"예."
하고 대답은 하고도 궁금하여서
"스승님, 아까 칡뿌리를 캐러 저 너머 봉을 지나서 한참 가는데 대호와 백호가 못 가게 막아서 주춤주춤하는데 대호가 크게 으르릉 하니까 멀리서도 똑같은 소리가 들려왔습니다."
하고 말씀드리니
"대호가 아직 분이 덜 풀린 모양이로구나. 이 산으로 오려는 다른 산 고양이를 쫓느라고 어제 멀리 가서 싸우고 온 모양이다. 이곳에 오래 있으면 자주 싸울 것이고 그러면 너도 큰 고양이 싸움에 숨쉬기가 안되겠다. 딴 곳으로 가자."
하신다.

"아니, 지금 바로 갑니까?"
하고 여쭈어보니
"그래, 지금 가자."
하시므로 할 수 없이 나가서 칡 줄기를 끊어다가 칡뿌리와 솔잎을 묶어서 양손에 들고 따라나섰다. 그러나 이곳에서 정이 들어서 그런지 굴을 떠나는 마음이 썩 좋지는 못하나, 스승님의 분부이시니 아무 미련 없이 떠났다.

한참을 가는데 양쪽 손에 든 것이 무겁기도 하고 스승님을 따라가자니 힘이 든다. 그런데 백호가 달려들어 칡 줄기를 물려 하여 놓았더니 백호가 물고 가서 훨씬 가벼워졌는데 대호도 또 달려들어 달라는 시늉을 하여 솔잎까지 주니 이제는 날아갈 것 같아서 스승님을 따라갈 수가 있었다.

이렇게 가는 동안에 날이 저물고 캄캄한 밤이 되었다. 밤에도 쉬지 않고 가다가 산 개울가에서
"너 시장하겠다. 여기서 잠시 쉬어가자."
하시므로 산 개울에 앉아서 칡뿌리를 스승님께 드리고 청산도 먹었다. 백호가 물고 온 것이다. 그런데 대호는 문 것이 아주 작아졌다.
자세히 보니 다 빠져나가고 입에 문 것뿐이었다.

"뱉어 내버려."
하고서 입에서 빼주었다. 어찌나 단단히 물었는지 입에 물었던 솔잎이 아주 납작하게 되어 조금 남은 것도 침하고 범벅이가 되어 먹을 수가 없었다.
스승님께서 보시고
"세상에 머리를 쓰지 못하면 실패가 있고 무엇이나 단단히 하여 놓지 않으면 얻음이 없는 것이고, 힘들이지 않고 얻는 것은 쉬 없어지는 법이다. 왜 잘 빠질 것을

단단히 하지 못하였으며 단단하지 못하면 네가 들고 왔으면 될 것이 아니냐? 그런 것을 대호에게 맡기니 이리 뛰고 저리 뛰며 오는 녀석에게 어떻게 그런 허술한 것을 주느냐?"
하신다.

"예, 앞으로 명심하겠습니다."
하고 조금 있으니
"이제 그만 가자."
하시며 일어서서 가시므로 청산도 스승님 뒤를 따라가기 시작하였다.

칡뿌리 남은 것은 청산이 들고 대호와 백호는 앞뒤로 다니며 따라나선다. 이렇게 묵묵히 산줄기를 따라 오르고 내려가다 높은 산으로 자꾸 올라간다. 가는 도중에 나무가 빽빽이 들어찬 곳도 지나고, 드문드문 있는 곳도 있고, 한없이 산으로 산으로 올라가는데 날이 훤히 먼동이 터 온다.
올라가는 산봉우리를 보니 산봉우리는 보이지 않고 구름이 덮여 있다. 아래를 내려다보니 산뿐이다. 그야말로 첩첩산중이다.

먼저 있던 산보다도 훨씬 높고 나무도 많았다. 얼마를

올라가니 안개구름 때문에 밑이 내려다 보이지 않는다. 한참 올라가니 폭포가 있고 물이 떨어지는 소리가 요란하다.

조금 거슬러 올라가니 그다지 높지 않은 폭포였다. 폭포에서 조금 올라가 스승님께서
"이제 다 왔다."
하시면서 커다란 바위 밑으로 들어가신다. 조금 컴컴한 굴로 들어가니 이곳에도 언제 깔아 놓으셨는지 나뭇잎이 많이 깔려 있고 먼저 있던 곳보다 조금 큰 굴인데 양쪽 가에는 물기가 서려서 조금씩 흘러내리니 그것이 흠이라면 흠일까 먼저 있던 동굴과 흡사하다.

"목이 마르니 물을 떠 오너라."
하시어 쪽박을 들고나오다 생각하니 칡뿌리도 닦아다 드리는 것이 옳을 것 같아서 칡뿌리를 들고 굴에서 나오니 대호와 백호도 새집으로 이사 와서 좋은지 이리 뛰고 저리 뛴다.
밑에 폭포가 있고 위에는 평평한 것이 꽤나 넓다. 개울에 가서 물을 뜨고 오려 하다 생각하니 개울물보다는 칡 물을 만들어 드리는 것이 좋을 것 같아서 칡을 돌 위에 올려놓고 돌로 찧어서 쪽박에 짜 가지고 갖다 드리니 쭉 마시고서

"얘야, 이것은 칡 물이 아니냐?"
"예, 제가 한 번 그렇게 만들어 보았습니다."
"흥, 앞으로는 그렇게 하지 마라. 치아(齒牙)가 편하면 이가 상하기 쉽다. 무엇이나 씹을 것은 씹고 마실 것은 마셔야지 알겠느냐?"
"예."
하고서 칭찬받으려 하였다가 가르침만 듣게 되었다.

스승님께서는
"한숨 자고서 숨쉬기를 하여라."
하시며 밖으로 나가신다. 스승님께 말씀을 듣고 나니 정말 졸려서 자리에 누워 잠을 청했다.

얼마를 자다가 눈을 뜨니 이른 저녁때가 되었다. 밖에 나가 보니 호랑이도 없고 스승님도 안 계시었다. 이곳저곳 다니며 보니, 이곳은 칡이 꽤 많다. 칡뿌리를 캐 가지고 와서 돌에 톡톡 쳐서 동굴 안에다 갖다 놓고 솔잎을 따려고 나오는데 호랑이와 스승님께서 함께 오신다.

"이제 일어났느냐?"
"아닙니다. 조금 전에 일어나서 칡뿌리를 캐다 놓고 솔잎을 따러 가는 중입니다."

어두워지는데 솔잎은 내일 따라고 하신다.
오늘은 칡뿌리를 먹고서 밖에 나와서 호랑이와 같이 뛰놀다 일찍 잤다. 그리고 일찍 일어나려고 생각을 하고 잤는데 깨어보니 스승님은 또 안 계시었다. 일어나 밖에 나와 보니 얼마 멀지 않는 곳에 서쪽을 바라보고 서(立) 계신다. 아마 숨쉬기를 하시나 보다 하고서 폭포에 내려가 목욕을 하고서 올라와 자리를 정하고 항상 하듯이 절을 하고 몸을 골고루 움직이고서 숨쉬기를 하였다.

얼마 지나서 눈을 뜨고 기지개를 쭉 켜고 몸을 골고루 다시 움직이고 일어나 사방을 살펴보니 호랑이도 보이지 않고 스승님도 그곳에 계시지 않았다. 굴로 돌아오니 스승님은 주무시고 계시므로 밖에 나가서 칡뿌리를 몇 뿌리 캐 가지고 물에도 깨끗이 씻어서 들어가니 스승님께서 일어나 계시다.

"시장기가 드는구나. 어디 칡뿌리라도 함께 먹자."
하시기에 칡뿌리를 먹고서 밖에 나와 솔잎을 따고 산콩을 훑고 하는데 해는 서산 너머 기울고 땅거미가 져서 굴로 돌아왔다.

스승님은 계시지 않았다. 호랑이는 어디서 놀다 돌아

와서 꼬리치며 나를 반겨 주었다. 밤은 깊은데도 스승님은 돌아오시지 않아, 아마 가셨는가 보다 하고 청산 혼자 잠을 청하였다.

다음 날 아침에 눈을 뜨고 보니 역시 스승님은 안 오셨다. 청산의 일과가 시작되었다. 폭포에서 목욕하고 칡뿌리를 먹고서 호랑이와 함께 칡뿌리도 더 캐놓고 숨쉬기를 시작하였다.

이렇게 한 스무날쯤 지났는데 스승님께서 오셨다. 또 열두 가지 몸놀림을 가르쳐 주시고 며칠 계시다가 또 어디론가 가셨다가는 오시어 열두 가지 몸놀림을 다시 가르쳐 주시고 며칠 계시다간 가시고 하는 동안 여름도 가고 가을도 지나고 추운 겨울도 지난 이른 봄이 되었다.

그동안 한두 차례 배꼽 밑이 흔들리면서 몸 전체가 떨리기도 하고 갑자기 하기 싫어지기도 하고 어느 때는 배가 몹시 아프기도 하고 입맛이 전혀 없기도 하고 대소변이 나쁘게도 나오고 머리가 어지러울 적도 있었다. 소리치던 것은 전연 하지 않았다. 그런데 소리를 칠 적마다 목소리는 상당히 커져서 이제 소리치면 산이 쩌렁 울린다.

그리고 한 번 아프고 나면 그곳이 몹시 시원하였다. 입맛도 좋아지고 대소변을 눌 때도 기분이 아주 좋았다. 먼젓번 숨쉬기 두 단계는 별로 그런 것을 못 느끼었는데 셋째 단계에서는 한 번 고통을 겪고 나면 그렇게 시원하고 몸이 가벼워질 수 없었다. 힘이 들고 하기 싫어도 스승님께서 다 알고 계신 것 같아서 쉬지 않고 하였다.

그러던 어느 늦은 봄날 아침에 스승님께서 오셨는데 청산을 데리고 어느 등성이에 오르시더니 별안간에 밀어 제치신다. 깜짝 놀라 중심을 잡으려 하나 어찌나 미는 힘이 강하신지 미끄러지며 내리굴렀다.

이게 웬일인가? 커다란 개 한 마리가 굴에서 뛰어나오더니 달려들지 않는가?

"스승님."
하고 찾으니 보이지 않는다.

"백호야, 대호야."
하고 찾아도 나타나지 않는다. 그런데 이 커다란 개는 으르렁거리기만 하더니 소리를 치지 않고 달려들려 한다. 이제는 청산도 가만히 당할 수만 없어서 - 호랑이와 항상 어울려 놀아서 싸움에는 그다지 겁나지 않았

다 - 마음을 도사려 먹고 죽기 아니면 살기다 하고
"덤비려면 덤벼 봐라."
하고 노려보고 있으니
"으르릉."
거리기만 하고 덤비지는 않는다.

'이 개는 나한테 덤비지 않을 모양이다.' 하고 막 산등으로 오르려 하는데 덮치지 않는가?
불시에 습격을 받으니 울화가 치미나 달려드는 힘에 함께 밑으로 둥그러졌다. 그리고 잡히는 대로 물고 차고 주먹으로 치고 한참 하다 보니 이 개가 조금 청산과 떨어졌다가 다시 달려든다. 그 순간 청산도 모르게 엎드리며 발로 내찼다.

그런데
"깽."
하고 소리치더니 제자리에서 뱅뱅 돌지 않는가.

또 달려들까 봐 잔뜩 노리고 있는데 한참을 뺑뺑이질하다가 청산을 힐끗 보고서 도망가지 않는가?

청산은 그제야 몸을 살펴보니 여기저기서 피가 흐르고 얼굴에도 상처투성이다. 굴로 돌아오니 스승님은 주무시고 계신다.

옆에는 호랑이 두 마리가 꼬리를 치고 있는데 불러도 나오지 않고 꼬리만 흔든다. 이상히 여겨 주춤거리고 있는데 스승님께서 일어나 앉으시며
"어디 갔다 이제 오느냐? 산길을 걸으면 항상 살피며 걸어야지. 너의 걸음은 살핌이 없는 걸음이다. 언제나 조심하고 걸어야 하는 것이다. 마음으로 주위를 살피면 뱀이나 짐승에게 해를 받지 않는다. 너 혼자 살아가자면 항상 조심하는 발걸음이 되어야 한다. 얼른 나가서 머루뿌리와 머루잎을 따오너라."
"예, 알겠습니다."
하고서 피 흘리는 몸을 이끌고 나가서 머루뿌리를 캐고 잎을 따 가지고 굴로 돌아오니
"뿌리를 찧어 피가 나는 곳에 발라라."
하시므로 돌로 찧어서 바르니 피가 멎고 아픔이 가신다. 다시 잎을 찧어 붙이니 아주 아픈 것이 가시며 시원해진다. 청산이 밖에 나오려 하니 스승님께서
"너희들도 나가라."
하신다. 그제야 호랑이가 나오지 않는가? 그리고 오늘 스승님께서 산등에서 왜 밀어제쳤나 하는 것을 알 것도 같고 모를 것도 같고, 좀 서운한 마음이 들었다.
그러나 아프지 않으니 서운한 마음도 잠시고, 그 머루

뿌리와 잎이 신기하여 머루덩굴에 가서 코로 냄새도 맡아보고 잎도 몇 개 땄다.
전에는 다치어 피가 난 적도 있지만 아무 풀이나 세 가지를 합치어 발라라 하시어 그것밖에는 모른다.

그 세 가지 풀만 붙여도 조금 나오는 피는 멎는다. 이것은 여러 번 해서 알고 있으나 머루뿌리와 잎은 처음이다. 밖에서 칡뿌리를 몇 개 캐 가지고 물에 깨끗이 씻어 굴로 가니 굴 안에 스승님은 안 계시었다.

혼자 칡뿌리로 배를 채우고 호랑이들과 놀다가 숨쉬기를 하였다. 이렇게 며칠 있으니 스승님께서 오시어 또 열 두 가지 몸 움직임을 자세히 가르쳐 주시고 숨을 항상 늘여 가면서 쉬라고 하시고 하루 저녁 주무시고 또 몇 날이 지나서 오시어 열두 가지 몸 움직이는 것이 완전히 다 잘 되면 다음 열두 가지를 가르쳐 주시고 가셨다.

가셨다가는 오시고 오셨다가는 어디론지 가시는 동안에 더운 여름이 지나고 가을이 되었다.

산콩을 따러 산 밑을 한참 내려왔는데 그곳에 산콩이 많아 정신없이 따서는 쪽박에 알맹이만 따 담고 다른 쪽박에다 따 내려가고 있는데 왼쪽 엄지발가락이 따끔했다. 그래서 발을 번쩍 드니 이게 무엇인가? 묵직한 게 따라 오르다 뚝 떨어지는데 보니 얼룩덜룩한 뱀이 아닌가? 얼결에 달아나는 것을 손으로 머리 부분을 탁 치고 오른발로 마구 밟아 죽였다.

그런데 왼쪽 발이 통증을 느끼며 부어오르지 않는가? 그 자리에 앉아서 엄지발가락을 물어뜯고서 피를 자꾸만 빨아냈다.

얼마 동안 피를 정신없이 빨아서 뱉고 하니 부어오른 것이 멈추고 짜릿하며 아픈 발이 시원해지기 시작한다. 그래서 얼마를 더 빨아내니 피는 한없이 나온다. 엉금엉금 앉아서 기어가 조그마한 머루나무를 보고 뿌리를 캐어 찧어 붙이고 한참을 꼭 쥐고 있다가 머루잎을 오른손으로 몇 개 따서 옆에 돌에다 찧어 바꾸어 붙이고 갈잎과 풀로 싸고서 한쪽 발로 뛰다시피 덤불로 가서 칡 줄기로 왼쪽 발목서부터 풀과 갈잎으로 싼 것을 칭칭 묶고서 걸으려고 하나 걸을 수가 없었다. 할 수 없이
"대호야, 백호야."
부르니 으르릉 소리가 멀리서 들리더니 단숨에 달려온다. 이제 아주 커서 나보다 더 큰 것 같다. 몸을 쓰다

듬어 주고 하니, 나의 발을 보고 옆으로 가더니 아까 죽은 뱀을 물어 찢어발기지 않는가. 대호란 놈이 화가 난 모양이다. 그러나 청산은 바위 위에 있는 산콩 쪽박을 들고 걸으려고 하니 자연 쩔뚝거려지고 왼쪽 발에 힘이 없어서 쪽박의 콩이 엎질러졌다.

엎드려 그것을 주워 담고서 다시 걸으려 하니, 백호가 옆에 와서 뒷발을 꿇고 길을 막아 앉았다 일어났다 하는 것이었다.

"백호야, 발 아픈데 어서 천천히 가야 하니 비켜라."
하고 옆으로 비켜서 가려고 하면 또 막는 것이었다.
가만히 보니 등에 타라고 하는 것 같았다. 그러나 타면 허리가 부러질 것 같아서 허리를 한 번 힘껏 눌러보니, 힘을 주어 그런지 단단하였다.
발도 아프고 하여 올라앉으니 아무 일 없이 가지 않는가. 한편 호사스럽고 한편 신기하고 착하기도 하고 고맙기도 하였다. 여태껏 호랑이에게 고맙다는 생각은 처음이다.

가면서 머리털을 쓰다듬어 주니 아주 좋아서 으릉으릉 소리친다. 대호는 앞서서 가다 뒤에서 따라오다 하면서 뛰고 백호는 천천히 걸어간다. 빨리 가면 발이 아플까봐 걱정을 다소 하였는데, 알맞게 걸어 올라가고 있다.

굴 안에 당도하여 내리니 정말 고마워서 끌어안고 울었다. 잘못하면 독사에게 물려 죽을 뻔하다가 겨우 살았는데 걸음을 걸을 수 없어서 그곳에서 밤을 새울 뻔했는데 여기까지 데려다준 고마움에 끌어안고 울었던 것이다.

백호와 대호도 내 마음을 아는지 소리 높여 울부짖는 것이었다. 겨우 굴 안으로 기어들어 가서 칡뿌리를 먹고서 잠을 잤다. 자고서 아침에 일어나니 몸에 힘이 하나도 없고 배가 고프니 억지로 몸을 움직이어 칡뿌리와 산콩을 먹었다.

그리고 얼마 후 억지로 일어나 앉아서 절을 하고 숨쉬기를 하였다. 그런데 눈에 별것이 다 나타난다.

잡념이 많고 뱀에 물린 일과 호랑이를 타고 오던 생각 등 별의별 것이 다 떠오른다. 그래도 생각을 없이 하려고 아래 단에다 모든 정신을 집중하고서 숨쉬기를 얼마 동안 하는 사이에 모든 것을 잊고 할 수가 있었다. 얼마를 이렇게 하고 있다가 눈을 뜨고 기지개를 켜고서 몸을 주물러 주고서 조금 앉아 있자니 심심하고 발이 아파서 대호와 백호를 부르니 들어왔다. 들어와서도 조용히 꼬리를 친다.
전 같으면 껑충껑충 뛰고 꼬리를 흔들고 손등을 빨고 하는데 오늘은 꼬리만 친다.

그리고 배가 홀쭉한 것 같다. 밤에 나가서 사냥을 하지 않은 모양이다. 물이 먹고 싶어서 억지로 일어나 나오려는데 어지러워 하는 수 없이 다시 자리에 누웠다. 호랑이도 나가지 않고 그 자리에 그대로 눕는다.
"대호와 백호도 배가 고픈 모양이로구나. 이제 괜찮으니 나가서 밥을 먹어라. 너희들까지 힘이 없으면 어떻게 하니?"
어서 나가라고 손짓을 하니 슬금슬금 일어나 나간다.

한참 있다가 기운을 차리고 천천히 왼쪽 발을 끌면서 나가니 굴 앞에 호랑이 두 마리가 누워 있다가 청산이 나가니 꼬리치며 일어난다.

앞에 나무를 주워서 버티고 걸어서 개울에 가서 물을 먹으니 훨씬 힘이 나는 것 같다. 다시 나무에 의지하고 오는데 백호와 대호가 크게 울부짖으며 뛰어서 산봉우리 옆을 돌아간다. 조금 있으니 사부님께서 오시고 계신다. 뛰어가서 인사를 올리고 싶으나 발이 말을 듣지 아니하여 쩔룩거리며 나무에 의지하고 조금 가니 스승님과 가까워졌다. 땅에 엎드려 절을 하니
"그동안 잘 지냈느냐? 왜 발을 절고 있니?"
하시며 묻는다.
"예."
하고서 먼저 주의받은 것이 있어서 뱀한테 물렸다는 얘기를 못 하고 있는데
"너, 무엇에 물렸거나 다쳤구나? 어디 풀어 보아라."
하신다.
풀어서 보이면 아시고 꾸중하실까 봐서
"아니에요, 별로 아프지 않습니다."
"그래도 풀어라."
하시므로 하는 수 없이 진물과 피가 범벅되어 풀에 싸여 있고 발가락은 물어뜯어서 피에 묻혀 있으니 보시고서 허리춤에서 무슨 가루를 꺼내어 왼쪽 엄지발가락의 뱀이 물었던 곳에 바르신다.

그러시고서
"너 산 아래에 내려갔었구나?"
"예, 산콩을 따러 내려갔었습니다."
"산의 낮은 곳에 갈 때는 풀이나 작은 나무 밑을 잘 살피고 다녀라. 가을 뱀은 독이 많은 것이라 잘못하면 큰

일난다."
하시면서
"굴 안까지는 어떻게 왔니?"
"백호가 업고 왔습니다."
"아, 그래? 신통한 것들이구나."
하시면서 두 호랑이를 어루만져 주신다.
"굴 안에 들어가 쉬어라."
그런데 이상하다. 무슨 약을 바르셨는지 아프고 저리던 것이 없어지고 왼쪽 발을 디뎌도 저리고 아프지가 않다.

다만 힘만 없다. 나무로 짚어가며 굴 안에 와 있으니 가루를 주시며 먹으라고 하신다. 가루란 항상 먹는 가루다. 스승님께서 가지고 오신 것이다.

이날은 발을 다친 다음 날이지만 스승님이 오시어서 무척이나 기쁜 날이다.

백호와 대호는 좋아서 밖에서 울부짖다가 먹이를 구하러 간 모양인지 한참 있다가는 아무 소리도 없다. 스승님께서 뾰족하게 생긴 쇠붙이 작은 것을 하나 주시면서
"그런 때나 가시에 찔리면 이것으로 파내거라."

하시며 주신다. 바늘 같은 쇠붙이 작은 것을 받아서 간수했다. 스승님께서는

"붋 받는 법이란 어려운 것이다. 그러나 사람이 살아나가려면 꾸준한 끈기로 닦아야 하고 닦음으로써 얻음이 있는 거야. 발도 아프니 내 옛날 얘기 하나 해주련?"

하시므로 청산은 반기며

"예, 이야기하여 주세요."

하고는 하늘흠 도인에 대한 얘기를 들었다.

하늘흠 도인 이야기를 마치시고 사부께서는

"정도를 닦는다는 것이 얼마나 힘든다는 것을 너는 알았느냐? 이러한 이야기로서 네가 수련하는 데 도움이 되기를 바란다."

이렇게 가르침을 주시었다. 겨울도 함께 넘기며 많은 가르침을 주시었다. 사람이 살아가는데 해야 할 일, 사람이 하면 안 될 일들을 가끔씩 들려주시었다.

하늘이 생기고 모든 것이 생기게 된 일 등, 참으로 신기한 것을 많이 듣고 배웠다. 그러는 동안에 다시 따뜻한 봄이 돌아오고 청산이 열여섯 나던 해이기도 하다. 스승님을 따라온 지도 어언 사 년이 되었다.

이때도 쉬지 않고 숨쉬기를 열두 가지씩 가르쳐 주시면

서 몇 날이고 내 것이 되어 완전할 때까지 계속하였다. 모든 것을 잘하면 또 열두 가지씩 가르쳐 주시며, 때로는 아니면 혼자도 하고, 오시어 가르침을 주시며 또 그것을 하였다. 이렇게 하는 동안에 여름, 가을, 겨울이 지나고 따뜻한 봄도 지나고 이른 여름철이 돌아왔다.

청산이 나이 열일곱 되던 때이다. 그날도 스승님은 안 계시었다. 폭포에 가서 목욕을 하고 칡뿌리를 캐어 먹고 폭포 위를 보니 그날따라 그 폭포 바로 위에서 숨쉬기를 하고 싶었다. 올라와서, 항상 하듯이 절을 하고는 서서 숨쉬기를 하는데 갑자기 배꼽 밑이 떨리기 시작한다.

그전에도 여러 번 겪었으나 열두 가지 몸 움직임을 하면서는 제일 크게 떨린다. 그리고서 배꼽 밑에 힘이 모이는 것이 느껴지고 또 보인다. 안개 같은 기운이, 그리고 그 힘은 밑으로 내려가다가 다시 등허리를 거쳐 갈비뼈 주변을 타고 머리 위를 오르고 머리에서 맴돌다가 다시 귀 뒤로 내려와 목 밑으로 하여서 배꼽 아래로 내려온다.

마음은 맑고, 힘은 용솟음친다. 금방 발을 구르면 날아갈 것 같다. 이러는 사이에 몸이 저절로 둥둥 떠오른 것 같다. 여지껏 숱한 몸의 변화, 마음의 변화가 있어서 못 견디게 괴로울 때도, 어느 때는 기분이 좋을 때도, 어느 때는 세상이 훤히 내다보이기도 하고, 어느 때는 청산의 몸속이 훤히 들여다보이기도 하고, 무엇이나 생각하면 다 훤히 보이고 알게 된 적도 한두 번이 아니고, 몸이 날아갈 듯한 적도 있다. 그러나 오늘처럼 명확하게 몸속이 자세히 보이고 몸이 저절로 둥둥 뜨기는 처음이다. 정신을 바짝 차리어 눈을 떠보면 아무렇지도 않고 눈을 지그시 반만 감고(半開) 아무 생각 없이 모든 생각을 하나로 모으면 또 그러하다.

그런데 이게 웬일인가? 몸이 오싹하며 어디로 한없이 내려가지 않는가? 그것도 순간적이고 찬 기운이 몸에 닿는 듯한데 여러 사람이 이리로 오라고 부른다. 일어나서 따라가니 여기 앉아서 숨쉬기를 하라고 한다.

그리고

"우리는 너와 맺어져 있는 사람들이니 우리 것을 전부 받아서 함께 살도록 하여 주기 바란다."

하면서 여러 가지 책을 보이는데 훌훌 넘기어도 모두 알아져서 힘써서 읽지 않아도 책장만 넘기면 훤히 알게 된다.

큰 책 작은 책, 모두 수백 권을 보았을 것이다. 이미 알던 것도 있고 못 보던 책도 있고, 그리고서

"우리와 너는 둘이 아니고 하나다. 이제는 보여줄 책이 없다. 얘기로 하여 주마."

하면서 몇 사람이 돌아가며 얘기를 하여 주는데 수없는 얘기를 들었다. 모두 다 듣고 나니

'우리와 너는 둘이 아니고 하나란 것을 꼭 명심하거라.'
하고서 가는 사람, 오는 사람들이 분주하다.
한참을 보다가 일어나려는데 머리가 몹시 아프다. 손으로 머리를 만지려는데 손이 움직이지 않는다.
'이제 정신이 좀 드느냐?'
하는 귀에 익은 목소리가 들려온다. 눈을 뜨고 보니 스승님께서 근심 띤 얼굴로 바라보고 계신다. 그제야 정신을 차리고
"어찌 된 일이옵니까?"
하고 여쭈어보니
"하늘이 도와서 살았다. 이틀 밤 사흘 낮 만에 깨어났다."
하신다. 그제야 깜짝 놀라며
"그러면 제가 죽었던가요?"
"아니다, 죽었으면 어찌 살아있겠느냐? 폭포 밑에 굴러 떨어져 있었다. 몸을 많이 다치었으니 얼마간은 몸조리를 하여야겠다."
하시면서 입에다 무엇을 먹으라면서 조금씩 물에 갠 것을 주신다.
그런데 향긋한 것이 아주 맛이 있다. 여러 번 이렇게 먹여 주시고서
"그대로 좀 더 자거라."
하신다.

잠시 있다가 잠이 또 들어 버렸다. 얼마를 자다가 눈을 뜨니 굴안이 캄캄했다. 밤이 된 모양이다. 옆에서 앉아 계시던 스승님께서
"조금 무엇을 먹어야지."
하시면서 아까와 똑같은 것을 먹여 주신다. 죄송스러워
"제가 먹겠습니다."
하고 손을 움직이려 하나 움직여지지 않는다. 몸을 무엇으로 전부 싸서 매어 놓으시었다. 할 수 없이 주시는 대로 받아먹을 수 밖에 없어서 받아 먹고 나니
"아직 몸을 움직이지 말아라, 날이 새면 풀어주겠다. 그래도 얼마간은 몸을 함부로 움직이지 말아야 되는 것이다. 알겠느냐?"
하신다.
"예, 알겠습니다."
그리고 호랑이가 궁금하여
"백호와 대호는 밖에 있나요?"
하고 여쭈니
"암, 있지. 네가 다치고 나니 그것들이 달려와서 알려주어 내가 왔다. 지금도 밖에서 너만 나오기 기다리고 있을 게다."
"좀 들어오라고 해주시겠어요?"
"그러마."
하시고서

"큰 고양이야!"

하고 부르시니 얼마 안 있어 두 호랑이가 천천히 들어온다.

어루만지고 싶으나 만질 수 없어 눈으로 바라만 보니 그것들도 아주 힘없는 눈으로 바라본다.

"괜찮아, 이제 스승님이 오셔서, 날이 밝으면 나가자."

하니 무엇을 알아듣는 듯 꼬리를 흔든다.

"그래, 그러면 나가서 놀아라."

하고서 눈짓을 하니 나간다.

얼마를 있는데

"잠도 많이 잤으니 우리 얘기나 하자."

하시므로 예, 하고서 폭포 위에서 일어난 일과 꿈속 세계를 말씀드리려고 하는데

"너는 아직은 말하지 말고 내가 옛날이야기를 하여 주마."

하시고는 옛날 김풍기라는 사람이 수도한 도화를 밤새도록 들려주셨다.

이야기를 다 듣고 한잠 자고 아침에 깨어보니 몸이 가벼워진 것 같다.

손을 들어보니 손이 들린다. 몸을 살피니 언제 묶어 놓았던 것을 풀었는지 다 풀어놓으셨다.

몸을 서서히 움직이니 움직여진다. 천천히 일어나 앉

앗다. 그리고 일어나 보았다. 허리가 좀 아프다. 그러나 뼈근할 뿐 몹시 아프지는 않다. 천천히 걸어보니 걸어도 별로 아픈 곳이 없다. 굴 밖으로 나오니 대호와 백호가 좋아하며 꼬리를 치고 껑충껑충 이리 뛰고 저리 뛴다. 혼잣말로

"너희들도 기쁘냐? 나도 무척이나 좋다. 사람이 병들어 누워 있다는 것이 얼마나 괴롭고 쓸쓸한 것인지 너희들이 알 리가 없지."

하고서 개울가로 가려는데, 스승님께서

"어디 가려고 그러니?"

하신다.

"개울에 가서 물을 먹으려고요."

"안 된다. 거기 있거라."

하시고 굴로 들어갔다 나오시더니 개울에 가서 물을 손수 떠가지고 오셔서 무슨 가루를 타서

"이 물을 먹어라."

하시므로 쭉 마시었다.

별맛은 없으나 몹시 시원하였다. 조금 쓴맛도 있는 듯하다.

그러시고서

"앞으로 며칠간 목이 마르면 이것을 물에 타서 먹어라."

하시며 조그마한 헝겊에 싼 가루를 주신다. 그 헝겊에

싼 것을 고맙게 받아들고서
"고맙습니다."
하니
"가서 숨쉬기를 하여라. 그런데 이제는 평평한 곳에서 해야지 벼랑에서는 하지 말아야 한다. 알겠느냐?"
하시므로
"예."
하고서 항상 숨쉬기하던 곳으로 가서 절을 하고 몸을 천천히 아주 조심하여 하라고 하시는 스승님의 분부대로 하여 몸을 골고루 움직이니 아프고 뻐근한 곳도 많다.

그러나 천천히 이겨내면서 몸을 잘 움직여주고서 열두 가지 몸 움직임을 바꾸어가며 얼마를 하고 나니 아픔도 괴로움도 뻐근하던 것도 없어지고 아주 기분이 좋았다.

이렇게 얼마를 하고 나서 딴 날과 같이 스승님이 주시는 것을 먹고 얼마를 지나는 동안에 이제는 몸도 전과 같이 되었고 몸의 여러 곳의 상처도 다 나아서 이제 스스로 옛날과 같이 지내고 있는데,

스승님께서는
"앞으로 모든 일을 조심 있게 하라."
하시고서 또 가셨다.

이렇게 지나는 동안 날이 가고 달이 또 가서 여름이 지

나고 낙엽이 떨어지는 가을철이 돌아왔다. 이날도 다른 날과 같이 숨쉬기를 끝내고 개울에 가 물을 마시고 준비한 밥을 먹고서 호랑이들과 놀고 있는데 호랑이가 갑자기 울부짖고서 산봉우리 옆으로 돌아서 뛰어간다.

청산도 이상히 여겨 뛰어가 보니 스승님과 스승님의 스승님이 오시고 계시지 않는가. 어찌나 반가운지 뛰어가서 두 분께 땅에 엎드려 절을 하고 일어서니,

큰 스승님께서

"전과 같이 그동안 많이 얻어 가졌고나. 눈에 빛이 서려 있으니 말이다. 어서 가자."

하신다. 뒤에 따라서 굴로 돌아왔다. 한참 앉아있으니 어디 밖으로 나가자고 스승님께서 말씀하신다. 따라서 나가니 거기 앉아서 숨쉬기를 하라고 하신다. 절을 하고서 몸을 골고루 움직이고 얼마간 숨쉬기를 하는데 스승님과 큰 스승님의 말씀이 들린다.

"이제 되었군."

하는 소리가 은은히 들리더니 일어나라고 하신다. 기지개를 켜고 몸을 간단히 풀고 바라보니 스승님께서 굴로 가자고 하신다. 굴에 가니 큰 스승님도 계신다. 굴 안에 들어가 무릎을 꿇고 앉으니,

"너 그동안 몸놀림을 몇 가지 하였느냐?"

"예, 이번에는 삼백육십다섯 가지를 하였습니다. 그리

고 가끔씩 힘을 몸에 돌리는 것도 가르침대로 하였습니다."

하고 아뢰니.

"이제 그 몸 움직임을 다 할 수 있느냐? 그리고 잊지 않겠느냐?"

"예, 절대로 잊지 않고 그대로 하겠습니다."

하니 스승님께서 혼자 말씀으로

"그럴 것이로구먼."

하시더니

"이제 내 이야기를 잘 들어라. 네가 지금까지 한 것은 모든 기운(元氣)이 네 몸에 지니어 네 몸을 네 마음대로 움직일 수(動作) 있도록 닦은 것이다.

몸이 마음을 따른다는 것은 쉬운 것 같으면서도 어려운 것이다. 그리고 네가 오늘날까지 세 차례에 걸치어 바꾸어 가면서 한 숨쉬기는 씨 뿌리고(中氣丹法) 가꾸고(乾坤丹法) 잘 보살피어 준(元氣丹法) 것이니, 너는 앞으로 여물어가고(眞氣丹法) 무르익어(三合丹法) 거두어(造理丹法) 놓아야 네가 하늘의 붉 받는 것이 되는(三淸, 無盡, 眞空) 것이니 이제 너는 겨우 네 몸을 보살펴 주는 것을 닦은 것이다.

세상에 무엇이나 주고서 받아야지 주지 않고 받으려 하면 억지이며 되지도 않는 것이다. 그리고 줄 것도 없으며 주려는 것은 어지럽힘밖에는 아무것도 안 되는 것이니 모두 하늘의 순리대로 따라야 되는 것이다."
하신다. 그러시고서 또 말씀하시기를
"세상 모든 일이 담을 그릇이 튼튼하지 않고 담게 되면 잘못이 생기는 법이야. 그런데 하물며 참된 사람으로 하늘 기운을 받으려 하는데 네 그릇(心身)이 튼튼하지 않고 무엇을 담겠는가? 이제 하늘의 기운을 담을 수 있는 그릇이 되었다. 참으로 용하게 견디어 냈다."
하시니 사조(師祖)님께서도
"훌륭히 해냈구먼."
하시며 기뻐하시는 눈치다. 스승님께서 다시 말씀하시기를
"그동안 네가 마음을 고요히 아래 단(下丹田) 자리에 가라앉히고(調心) 배꼽 아래로 고요한 가운데 천천히 숨을 쉬고(調息) 조용한 가운데 고요히 그리고 천천히 몸을 움직임을 바꾸어(靜的動作) 가며 몸을 고름(調身)은 하늘의 밝은 기운을 담을 수 있는 그릇을 조금치도 흠난 곳을 없게 함이다. 올바로(正) 잘 알아서 깨달아(覺) 그러한 순서대로 맞추는 길(道)로 들어서는 것이 붉 받는 처음 길(正覺道)인 것이다. 앞으로 하늘 기운과 너의 기운이 직접 통(通)하고 그 기운(氣)을 네 몸 안에서 자유로이 움직이게 하는 법을 거쳐야(通氣法)만이 하늘과 사람(天人合一)이 하나가 되어 같은 길(道)로 가게 되고 그 안에 들게 되는 법(法)이다. 이

것이 하늘과 사람이 하나가 되는 길이 되고 법이 된다(仸道法). 그러한 길과 법을 명심하고 닦아 나가도록 하거라. 하늘과 사람이 하나가 되는 데는 이러한 길을 모르면 하늘과 사람이 이어질 수 없는 것(天人妙合)이다. 하늘과 사람이 이어지는 데는 다른 길(外道)은 있을 수 없고, 오직 이 한 길 뿐(一道)을 알아야 한다. 아무리 보고 듣고 알고 깨달아도 소용없는 것이야. 보고 듣고 깨달아도(正覺), 실천하여 닦아서 얻지(體得) 못하면 설경자(設耕者)야. 입으로만 밭을 갈아야 소용없는 법인 것이다.

직접 밭을 갈고 씨 뿌려야 가을에 곡식을 거둘 수 있는 법이다. 씨만 뿌려도 안 되지. 가꾸고 김매주고 거름 주고 잡초를 뽑아주고 하여야 비로소 여무는 것이고 여물어도 베어다가 잘 가려 간수하여야 비로소 내 것이 되는 것이니 그러한 방법을 알지 못하고 실행하지 않으면 아무리 알아도 소용없는 헛것이야. 알겠느냐? 이 말을 꼭 명심하여라. 내일부터는 더 어렵고 깊은 오묘한 길(道)을 걸어야 한다."

하시므로 그날은 참으로 많은 가르침의 참말씀(眞言)을 많이 들었다. 정신을 총집중하여 하나도 빼지 않고 맑은 머리에 담았다.

사조님께서

"이제야 겨우 우리 식구가 되는 길에 들어서게 되는구

먼."

혼잣말 비슷이 하신다. 그리고 스승님께서
"세상에 혹 나가면 너의 이름을 청산(靑山)이라고 쓰거라. 이곳에서도 그리 부르마. 너는 언제나 푸른 산과 같은 마음을 가져라. 그 깊은 뜻은 네 스스로 깨우칠 날이 있을 것이다. 그리고 세상에서 붉 받는 하늘과 사람이 하나가 되는 길(仸天道)이라 하면 모를 것이니 잘 맞도록 하다가 나중에 알려주어야 된다. 그리고 그 밝음이 세상에 밝게 될 때 이름을 비경(秘境)으로 너도 바꾸어 쓰거라. 명심하고 이제 자거라."

하시므로 그날은 일찍 두 스승님과 함께 많은 시간을 이야기하며 지낸 날이다.

기분이 날아갈 듯이 좋았다. 그동안 이렇게 흐뭇한 날은 없었던 것 같기도 하다. 밖에 나가서 밤공기를 마음껏 흠미하고 들어와 푸근하게 잤다. 이 모든 단계의 붉 받는 국선도 수도하는 방법은 붉 받는 국선도법(國仸道法) 교재에 이미 자세히 밝혀 놓았으므로 여기에서는 생략한다.

*하늘홈 도인이나 김풍기 도인 이야기는 청산선사의 책 <삶의 길>에서 찾아볼 수 있다.

진기단법 수련 眞氣丹法 修煉

청산의 스승님은 언제나 간단한 몇 마디 설명을 주시고는 그 '둘 둔자리' 숨쉬기와 몸 움직임, 그리고 고요히 마음을 가라앉히는 법과 기경 팔맥과 각 혈을 유통시키는 법 등을 시범하여 보이시며 자세히 설명하시고는 청산 스스로 깨닫게 하시었다.

그러므로 참되고 올바름을 알게 되고 믿음이 되어(信念) 천하가 움직여도 변하고 바뀔(變動) 수 없는 태산(泰山) 같은 믿음(信念)이 된 것이다.

아침이 되어 눈을 뜨고 일어나 보니 두 스승님은 안 계시었다. 밖에 나오니 스승님은 숨쉬기를 하시는지 전과 같이 서쪽을 향하여 계시고 사조(師祖)님은 안 계시었다.

폭포에 내려가 목욕을 하고 올라와 숨쉬기를 하려는데 스승님께서 부르시므로 가니 물 앞의 돌 위에 앉으시며
"너도 거기 앉아라. 어제 저녁에 너에게 이른 말을 알겠느냐?"

"네, 그대로 다시 이야기할 수 있습니다."
"잊지 말아라. 그리고 지금부터 하는 얘기도 잘 들어서 그대로 하여라."

하시고는

"너는 지금 나이가 어리나 이제 붉 받을 수 있는 몸과 마음을 닦았다. 욕심 덩어리였던 네 몸이 이제 네 마음을 따르게 되었으니 이제부터 붉 받는 법으로 깊이 들어갈 수 있고, 참된 기운(眞氣丹法)을 받아들일 수 있는 몸과 마음이 되었다.

하늘과 땅의 조화(天地造化)는 끝이 없는(無窮無盡) 것이나 그 바뀌고 만들고 하는 법(變化의 法則)은 정해진 대로 돌게 되는(運行法則) 것이다. 이것이 다름이 아닌 하늘의 길(天道)이다.

이 땅(地球) 위에서 그러한 법(相生變化)을 네 몸과 마음에서 이루어질 수 있도록 닦게 된 것을 알아야 한다. 그 증거는 네 아래 단 힘이 바로 네 몸 안에서 등허리를 타고 흐르고, 또 앞으로 내리어(任督流通 또는 小周天) 몸 전체를 마음대로 돌아가는 것이다(奇經八脈, 十四經, 三百六十五經穴流通).

붉 받는 법(方法)이란 하늘, 땅의 모든 것이 크고, 자라고 하는 이치(天地의 實體와 生成의 原理)를 사람이 알아서 그대로 하여야 하는 것이다.

하늘과 사람은 둘이 아니고 하나다. 모두가 하나로 보

아야 한다. 모든 것이 그 하나에서 생겨나 흩어진 것이니 말이다(個全一如觀).

붉 받는 법(道)이란 사람들이 따라야 할 길이다. 그러나 사람들은 그 길을 잘못 알기도 하고, 그 길을 알면서 따르지 않는 수도 있고, 그 길을 어기고 가시덤불 아니면 낭떠러지로 떨어져서 죽을 줄도 모르고 잘못 가는 수도 있으니 애석한 일이 아닐 수 없다.

붉 받는 법을 알고 올바로 닦으면 하늘과 땅의 뜻에 맞아서(修道則 天地의 理와 合實) 하늘과 땅의 아들이 되고(天地의 子) 하늘 사람이 되어(仸) 하늘과 땅의 참된 주인(天地의 主人)이 된다."

하시면서

"이 법을 이름하여 풍류도(風流道)니, 선인도(先人道)라고도 한다.

이것은 오직 하늘의 뜻과 그 기운을 내 한 몸에 받아 얻어서 하나로(人+天=仸) 맞출 뿐(天人合一)이며, 참된 올바른 길(眞道)일 뿐이다. 네가 여태껏 세 가지 숨쉬기를 한 것은 네 몸이 붉을 받을 수 있도록 올바른 길로 접어든 것이고(正覺道) 오늘부터 하는 것은 하늘, 땅의 참된 기운을 바로 네 몸과 마음에 맞물고 돌게 하는 법(通氣法)으로서, 이것도 세 가지를 가르쳐 준 것이다.

네 몸과 마음이 하나가 되고 하늘과 땅의 모든 기운이

하나같이 되어 맞게 하는 법이다."

사부님께서는 이렇게 말씀하시며 하나하나 가르쳐 주셨다.
그러시고서
"앞으로는 돌리는 것을(任督流通) 하는데 서거나 앉아서 할 때는 서쪽을 바라보면서 하고, 누워서 할 때는 머리가 서쪽으로 가게 하되, 밤중이 조금 지나서부터 점심때가 조금 지날 때까지 하도록 하여라(丑時부터 未時以前)."

지금까지는 너무 게으름을 피웠다고 하신다. 청산은 그동안 밤에서 새벽까지도 하였고, 새벽부터 점심 무렵까지도 하였으나 주로 잠을 자다 보면 언제나 아침을 먹고 나서 한참 있다가 시작해서 저녁 무렵에 끝난 적이 더 많았다.

그날은 스승님께서 가르쳐 주신 대로 절을 하고 몸을 골고루 움직이고, 아홉 번 숨쉬기를 하다가 한 번씩 아래 단자리(下丹田)에 있는 힘을 뒤에서 앞으로 돌리고 아홉 번 하다가 돌리기를 얼마간 하면서 얼령(靈魂)을 멀리 앞에 놓고서 그것을 시키며 하였다.
얼마를 하다가 몸을 천천히 하나하나 바꾸어 가면서

2. 청산선사 산중 수련기 | 145

다섯 동작(五動作)을 다하였다. 그리고 일어나 몸을 풀고서 굴 안에 오니 두 스승님께서 무슨 이야기를 하시다가 청산을 보시고 스승님께서 "다 하고 오는구나. 거기 앉아라. 나는 스승님의 분부가 계시어서 어디를 다녀올 것이니, 잘 모시고 많은 가르침을 받아라." 하시며 큰 스승님께 절을 하시고 굴 밖으로 나가셨다.

청산도 따라 나가서 예를 올리고 따라서 조금 나가니 "어서 들어가 스승님을 잘 모셔라. 하루, 이틀 지나면 오겠다."
하시고 산 옆을 돌아서 어디론지 가신다.

굴 안에 들어오니 큰 스승님이 계시어 그동안 궁금하던 것이 생각나서 숨쉬기를 할 때에 나타났던 것을 말씀 올리니 잠자코 듣고 계시다가
"그런 것이 앞으로 더 많아질 것이다. 모든 것은 네 스승께서 가르쳐 줄 것이다. 그런 것은 알아도 되고, 몰라도 되는 것이며 나중에는 네 스스로 알게 되는 것이다. 하지만 가르쳐 주마. 붉 받는 법을 닦아 가는 데는 일흔 가지의 일들이 생긴다. 몸에는 서른 가지(肉體的 變化)요, 마음으로 생기는 것이 마흔 가지(精神的 變化)이다. 마음에서 생기는 마흔 가지는 무엇이 보이는 것, 말하는 것, 먹는 것, 가고 오는 것, 나는 것, 물에

서 걷고 잠기는 것, 불에 들어가도 타지 않는 것, 어떤 딴 세상이 보이는 것, 영계라 하여 가고 오는 것, 무엇을 만들기도 하는 것, 높은 자리에 오르는 것 등, 세상 천지에 못 하는 것 없이 글도 나오는 등 마음으로 일어나는 것이 마흔 가지고, 몸으로도 자기 몸이 실제 둘이 되고, 열도 되고, 천도 되는 것, 뜨는 수도 있는 것, 아무 데나 마구 다녀도 걸리는 것이 없는 것 등, 이것도 서른 가지나 된다. 그러나 모두 허망한 짓이며, 자기가 하고 싶으면 만부득이 할 경우에 자기가 하고 싶을 때 몸과 마음이 하나가 되어서 하여야 하는데, 붉 받는 법을 하는 가운데 잠시 잠시 되는 것은 다 소용없는 짓이고, 그런 것이 된다 하여 다 닦은 줄 알면 큰일 나는 것이다. 그런 일이 있어도 빨리 잊고서 꾸준히 닦아야 되는 것이다. 그런 것에 지면 몸과 마음을 버린다. 알겠느냐?"

하신다.

청산은 먼젓번 폭포 위에서 날다 떨어져서 하마터면 큰일 날 뻔한 생각을 하니 말씀하시는 뜻을 진심으로 알겠으므로 밖에 나와 놀다가 큰 스승님과 함께 밥을 들고서 그날 저녁은 일찍 자고 밤중이 조금 지나서 일어나 보니 옆에 주무실 줄 알았는데, 안 계시었다. 밖으로 나와보니 저 앞에 앉아 계시지 않는가?

폭포에 가서 목욕하고 절을 하고서 몸을 골고루 움직이고 가르침대로 숨쉬고 돌리기를 하였다. 얼마를 하다가 보니 한나절이 다 되었다. 항상 하듯이 몸을 움직이고 굴에 돌아오니 큰 스승님은 주무시고 계셨다.

쪽박을 들고 나가려니
"같이 나가서 먹자."
하시며 가루를 가지고 나가자고 하시어 가루를 쪽박에 담고서 나가서 큰 스승님과 같이 먹었다. 청산은 칡뿌리와 솔잎을 따고 하면서 몇 날인가 반복되는 일을 하는 동안에 스승님이 오시고 또 얼마 지나서 큰 스승님이 어디론가 가시었다.
스승님도 얼마간 계시다가 떠나셨다. 호랑이들과 한겨울을 지나니 청산의 나이 열일곱이 되던 해이다. 그 해도 봄이 가고 더운 여름이 되어 폭포에 가서 목욕을 하고 있는데 스승님께서 오시어
"너 오늘은 먼저 있던 곳에 가서 혼자 며칠간 있다 오겠느냐? 찾아갈 수 있을는지 모르겠다. 한 번 구경도 할 겸 먼저 있던 곳을 다녀오너라."
하신다.

캄캄한 밤중에 정신없이 따라다녔기 때문에 잘 알 수 없을 것 같기도 하고 찾아갈 것도 같다. 그러나 옛날에

있던 곳도 가보고 싶기도 하여
"예, 다녀오겠습니다. 언제 떠날까요?"
"한낮이 지나서 해거름에 가거라. 대호와 백호는 두고 혼자 다녀오너라."
하신다. 그렇지 않아도 호랑이들과 같이 가야겠다 했는데 먼저 스승님께서 못 데려간다고 하니 실망하지 않을 수 없다. 그러나 간다고 하고서 이제 못 간다고 할 수도 없고 꼭 호랑이를 데리고 가야 되겠다는 말씀도 못 드리고 우물쭈물하고 있는데 스승님은 굴 쪽으로 가신다.

산에서 혼자 오래 살아서 가는 것은 어렵지 않으나 무엇 때문에 혼자서 구경하고 오라고 하시는지 모르겠다. 속으로 아무리 생각해도 떠오르지 않는다. 그날도 새벽에 숨쉬고 돌리는 것을 하였으므로 솔잎을 많이 따 날랐다.

칡뿌리는 가을이 좋고, 산콩도 가을에 많이 따 놓아야 겨울과 봄, 여름 내내 먹게 되는 것이고, 솔잎은 봄에 새로 생기는 것이 연하고 좋다. 송화도 산 생식에 들어간다. 이런 것을 그늘에 말리어 돌에 바수어 거친 가루를 그대로 먹고서 살아온 것이다. 때로는 칡뿌리만 먹고도 며칠씩 어느 때는 미처 가루 준비를 못하면 그대로 칡뿌리로 연명도 한다.

이렇게 해거름이 되어 스승님께
"다녀오겠습니다."
하고 나오니 백호와 대호가 반기며 따라오려 한다. 스승님께서 큰 고양이를 부르니 오도 가도 못하고 서 있다. 눈짓으로 가라고 하니 슬슬 눈치만 본다.

손으로 가리키며
"스승님께 가거라."
하니 그때야 가는 것이었다. 그들도 청산이 멀리 가는 것이 못내 아쉬운 모양이다.

청산이 걸음을 재촉하여 오던 길을 더듬어 생각하며 부지런히 얼마를 내려가다가 칡을 보고 캐어 먹고서 몇 뿌리 걸치고 한참 가니 날이 어두워진다. 밤길에 더듬어 생각하니 전에 오던 길이 잘 알아진다.

등성이를 타고서 부지런히 걷고 있는데 이름 모를 새소리며 산짐승 소리가 멀리서, 또는 가까운 곳에서 들려온다. 날씨는 걷기에 좀 더운 날이다. 그러나 항상 추위와 더위를 몸으로 겪어 왔기 때문에 별로 더운 줄을 몰랐는데 오늘은 혼자 걸어서 그런지 모르나 땀이 난다.

얼마 동안 등성이를 오르고 내리며 가고 또 가는데 물소리가 들린다. 조금 더 내려가니 이제 늦게 뜬 달이 나무 사이로 보인다. 얼마를 내려가니 흐르는 개울물에 다다랐다.

물을 마시고 칡뿌리를 내어 뜯어먹고 일어나 다시 산등으로 올라와 얼마를 가는데 앞에서 별안간에 날짐승이 푸닥거리고 난다.
항상 보던 일이라 그대로 가는데 앞에서
"응."
하는 소리가 난다. 자세히 살펴보니 큰 개 한 놈이 앞을 가로막는다. 그때까지는 늑대를 개로만 생각하였다.
"비켜."
하고서 앞으로 그냥 가니
"응." "응."
하면서 비켜나지를 않는다.

마침 몽둥이를 둘러메고서 거기에 칡뿌리를 동여맸기 때문에 달려들면 때리려 하고 한편으로 그 전에 이만한 것하고 싸워 이겼기에 별다른 생각 없이 가려는데 옆을 보니 작은놈이 또 있지 않은가.
아마 새끼인 듯하다.

그 개는 아주 도망갈 생각을 안 하고 청산과 거리가 가까워 가는데 비키지 않아서 어깨에 걸쳤던 몽둥이로 힘껏 후려쳤다.

그랬더니 그때야
"깽."
하더니 조금 비켜서는 듯하다가 갑자기 달려든다. 때린다는 것이 바로 맞지 못하여 칡뿌리에 새끼가 맞고
"깽."
한 모양이다.
"이놈이."
하고 몽둥이로 다시 때릴 틈도 없이 맨손으로 달려들어 때렸는데 그놈도 청산의 얼굴을 할퀴어 놓았다. 그리고 덤빈다. 청산은 몸을 약간 뒤로 젖히면서 달려오는 놈을 힘껏 걷어찼다. 그놈은 날쌔게 피하고 다시 달려든다. 청산도 다시 큰소리를 지르며 발로 차면서 손으로 때렸다. 어디에 맞았는지 어떻게 되는 지도 모르고 한참을 싸웠다.

그런데 어찌하다가 올바로 맞은 모양이다.
"캥."
하더니 등성이 밑으로 굴러간다. 이때다 하고서 몽둥이도 찾지 않고 한참을 뛰는데 뒤에서 무엇이 따라오

는 것 같아 뒤를 힐끗 돌아보니 그놈의 개가 악착같이 따라온다. 돌아서며 큰 소리를 지르고 덤빌 자세를 취하고 노려보니 그때야 멍하니 서 있더니 슬슬 꽁무니를 뺀다.

청산은 천천히 얼마쯤 걸어서 가다가 바위에 앉아 몸을 살피니 각처에서 피가 난다. 더듬더듬하여 옆에 있는 풀을 분간 없이 몇 가지를 뜯어서 손으로 비벼 피나는 곳에 발랐다. 그때서야 각처가 쓰라려 온다. 그래도 등 뒤는 할퀸 곳이 없는 것 같다. 정면에서 싸웠기 때문에 등 뒤에는 다치지 않은 모양이다.

달빛은 반달이 은은히 비치는데 멀리서 쩍쩍하는 이상한 울음소리가 들리고 여기저기서 짐승 소리만 들려온다. 약간 갈증이 났으나 물 먹으러 아래를 더듬어 내려가기가 싫어서 다시 일어나 걷기 시작하였다.

산에서 살면 낮에는 거의 먼 길을 걷지 않고 밤에만 먼 길을 간다. 낮에는 가까운 곳에서 있거나 잠을 잔다. 모든 짐승도 마찬가지다. 얼마를 가다가 얕은 산등을 넘어서는 데 물소리가 들린다. 서서 가만히 전날에 오던 길을 생각하니 조금 더 내려가면 산 개울에서 스승님과 앉아 쉬던 생각이 나서 그곳을 찾아가 개울물을 먹고서 다시 올라와 등성이를 타고서 얼마를 가다가 평평한 곳을 가려 앉아 쉬었다.

쉬다가 생각하니 밤중이 지난 것 같아서 절을 하고서 몸을 골고루 움직여 주고서 숨쉬고 돌리는 것을 쉬지 않고 하였다.

고요한 가운데 혼령을 멀리 띄워서 스승님 계신 곳으로 가서 항상 숨쉬던 자리에 앉아서 쉬지도 않고 기운 돌리기를 하였다(分心法). 이러한 법을 붉 받는 책(國伕道法)에도 밝혀 놓았으나 다시 한 번 미비한 것을 밝히면, 앞에서도 사람 몸 생김새에서도 밝혔지만 혼령은 한없이 먼 거리도 순식간에 보낼 수 있는 것이다. 누구나 다 자기 생각이 나는 곳을 생각하면 즉시 그 모습이 나타나는 것과 같은 것이다. 그러나 깊이 닦아 가면 아주 정확히 보이는 것이다. 그리고 그 혼령, 넋은 하나의 허옇게 자기 모습과 똑같이 보이는 것이다. 또는 아주 명확하게 자기가 보이기도 한다.

이것을 나누어 보낸다 하는(分心法) 것이다. 그리고 그 허연 자기를 이곳에서 가르치는 것이다. 나는 숨을 들이쉬는데 저곳의 자기는 숨을 토하는 수가 있다. 그것이 같이 되도록 하여야 하며, 그것은 흠(氣)을 돌리면 처음에는 여러 색깔이 도는 듯도 하고 안도는 듯도 하다가 얼마 가면 거무스름한 것이 도는 것이 보이다가 차츰 붉은 빛으로 보인다.

나중에는 푸른 기운이 완연히 돌아갈 때는 그것도 이곳에 있는 자기가 완전히 마음먹는 대로 되어야 하는 것이다. 이때에 기운이 약하면 옆에서 떠나지 못하고 잘 보이지도 않을 적이 있다.

이때는 셋째 번 숨쉬기(元氣丹法)를 몇 가지 몸 움직이는 것만 하면서 계속 숨쉬기를 하여 힘을 아래 단자리에 모아야(畜氣) 하는 것이다.
그 힘이 없으면 넷째 단계 숨쉬고 돌리고 얼, 넋, 영을 띄울 수 없는 것이다(眞氣丹法을 할 수 없다). 이것이 완전히 되면(分心法) 몸이 둘로 보이는 수도 있다.

다른 사람이 보아도(分身法) 마찬가지다. 그리고 무엇이나, 어느 것이나 그 얼, 넋, 영으로 볼 수 있으며(透視法), 그것이 정확하면 딴 사람을 시키어 대질하여도 정확한 때도 있다. 그러나 그런 것에 현혹되거나 그것이 제일인 양 생각하면 안 된다.

그리고 얼, 넋, 영이 남보다 앞서 있기 때문에 말을 함부로 하여도 안 된다. 그대로 되는 수가 있으므로 말뿐 아니라, 마음으로도 그리하면 안 된다. 무엇이나 남을 해(害)하려는 말과 생각과 글로도 못하는 것이다. 그러면 반드시 인과율(因果律)에 의하여 결국 자기가 당하고 만다. 닦아서 높이 올라갈수록 더욱 매사에 조심하지 않으면 안 된다.

청산은 얼마를 숨쉬기하다가 기지개를 켜고 보니 날이 아주 밝아 아침 때가 지난 것 같다. 얼마간 몸을 풀고 있는데 사람 소리가 들려온다. 빨리 몸을 일으켜서 몸 숨길 곳을 찾아서 등성이를 향하여 올라가 한참 높은 산으로 오르다 보니 산봉우리 가까이 겨우 누워 들어갈 만한 굴이 보인다.

그리로 기어들어 가니 안은 조금 넓어서 혼자는 의지하고 누워있을 만하다. 그리로 들어가 숨을 죽이고 사람 소리를 들으려 하니 아주 먼 아래서 나는 소리였다.

얼마 있다가 피곤하여 잠이 들었다. 얼마를 자다가 눈을 뜨니 해 질 무렵이 다된 저녁이다. 밖에 나와서 조금 내려오니 칡덩굴이 있다. 뿌리를 많이 캐 가지고 요기를 하고 나머지는 가지고 산등성이를 타고서 천천히 걸어가기 시작하였다.

얼마를 아무 생각 없이 가다가 밤이 깊어지고 땀도 나고 하여 바위에 앉아서 한참을 쉬었다. 그리고 칡을 좀 먹고서 얼마를 더 가니 이곳은 나도 몇 번 왔던 곳이며, 여기서 멀지 않은 곳에 우리가 거처했던 동굴이 있다.

반가움이 앞서서 부지런히 걸음을 재촉하여 굴 가까이 갔더니 굴 앞에 무엇이 서 있다. 조금 더 가까이 가니
"으르릉, 으릉."
한다. 호랑이다.

서서히 뒷걸음으로 조금 물러나서 개울 쪽으로 뛰어내려갔다.
그리고 큰 바위에 몸을 기대고 서 있다가 개울로 가서 칡을 먹고 물도 마시고 있는데 좀 앞에서 시퍼런 불이 서서히 올라온다. 호랑이다.
그런데 아까 그놈 같으면 뛰어 올라올 터인데 멀리서부터 오는 것을 보면 그놈 같지는 않다. 두 놈이 우리가 살던 굴에서 사는 모양이다. 괘씸한 생각이 난다. 호랑이는 가까이 온다. 가까이 보일 때 소리를 크게 질렀다. 목소리가 크기 때문에 산이 울린다. 호랑이는 마음놓고 오다가 별안간 앞에서 소리를 질러서 그런지 저도
"으릉."

소리를 치면서 휙 하고 옆으로 피한다.

그러나 호랑이에 대하여 잘 알기 때문에 바위 뒤를 바라보니 와 있어야 할 텐데 안 와 있다. 이상히 생각하고 개울 쪽을 보니 그곳에도 없다. 다시 보니 아니나 다를까 등 뒤 바위 위에 올라와 있다. 큰 바위에 바짝 몸을 기대고
"내려와 이놈아."
하고 소리쳤다.

그러니 저도
"으르릉."
하면서 뛰어내렸다가는 다시 바위로 뛰어오르며
"으릉."
소리를 친다. 그러나 청산은 호랑이에 대하여 잘 안다. 이렇게 하여 정신을 혼란시키다가 기습하는 것이 호랑이다. 그러니 청산은 속으로 '너의 힘이나 빼야 하겠다.' 하고서 소리만 치니 이게 웬일인가.
또 한 마리가 오지 않는가. 이제는 좀 겁이 난다. 한 마리라면 해볼 만한데 두 마리라 죽기 아니면 살아남기다.

마음을 단단히 먹고 있는데 그놈들은 둘이 되니 기세가 등등함인지 한 놈이 발을 번쩍 쳐들고 청산의 목덜

미를 노린다. 청산은 무슨 수를 써서도 호랑이를 끌어안으려 한다.

바짝 호랑이가 덮치는 순간 동시에 왼손을 들어 막으며 몸을 피하느라고 하였으나, 순간적으로 호랑이 앞발톱에 왼쪽 얼굴, 왼쪽 손, 왼쪽 가슴에 한꺼번에 크게 할퀴었다. 이제는 두 마리씩이나 덤비니 도망갈 수도 없고 한 번 크게 할퀴어 다치니 더욱 청산도 사나워진다.

소리를 지르며 달려드는 순간에 함께 달려들었다. 다행히도 호랑이를 끌어안게 되었다. 호랑이 앞발이 청산의 어깨 위의 양쪽으로 걸쳐지고 호랑이 머리와 앞발은 허공을 향하게 된 셈이다. 있는 힘을 다하여 호랑이 허리를 끌어안으며 함께 쓰러졌다.

그러나 청산은 놓치지 않고 끌어안은 채 가슴을 파고들어가 물어뜯었다. 둘이 함께 뒹굴며 물어뜯고 하는데 호랑이 앞가슴 쪽에서도 피가 나온다.

그러나 계속 물어뜯었다. 뒤에서
"으릉."
소리만 들린다. 피를 흘리고 싸우는 동안에 호랑이는
"끄릉끄릉."
죽는소리를 친다. 손을 움직이는 바람에 청산의 손이

조금 늦추어진 틈을 타서 호랑이가 용을 쓰고서 빠져 나간다. 청산도 빨리 일어났다.

그런데 빠져나간 놈은 위로 냅다 올려 뛰니 한 놈도 따라서 뛰어간다. 한참을 다시 싸울 준비를 하고 있는데도 나타나지 않는다. 그제야 도망간 줄 알고서 몸을 살피니 얼굴과 앞가슴, 팔에서 피가 흐른다.

개울 옆에 머루 넝쿨이 있는 것을 알기 때문에 그리로 가서 뿌리를 뽑아서 돌 위에 찧어서 바르고, 또 잎도 따서 붙이니 피는 나오지 않는다. 그렇게 하고 있으니 온몸에 힘이 없는 것 같다. 천천히 일어나서 먼저 있던 굴 쪽으로 올라가니 산봉우리 쪽으로 호랑이 세 마리가 올라간다.

한 마리는 아주 작은 새끼인 모양이다. 숨이나 쉬어야겠다고 생각하고서 항상 숨쉬던 곳으로 가 보니, 무척 반겨주는 것 같다. 절을 하고서 숨쉬기 돌리기를 하면서 얼마를 하다가 기지개를 켜고서 몸을 골고루 움직여주고 서서히 일어나 사면을 보니 얼마 전 이곳에 있을 때가 새삼스럽다.

칡뿌리를 캐어서 개울에 가 먹고서 올라와 전에 살던

굴에 들어가니 그동안 엊저녁에 싸운 호랑이가 이곳에서 살고 있었던 것 같다. 그곳에서 자고 먹고 숨쉬기를 삼사일 지내고 돌아왔다. 돌아와 보니 스승님은 안 계시었다. 대호와 백호가 멀리까지 마중을 나왔다. 어찌나 호랑이가 반가운지 어루만져 주면서 며칠간 못 만난 회포를 풀었다.

이렇게 지나는 동안 또 한 해가 지나고 새로운 봄이 지나도 스승님은 오시지 않았다. 숨쉬고 돌리는 것은 자연 돌아가는 경지에 이르렀으며, 마음대로 얼, 넋, 영을 보내고 거둘 수 있었다.
늦은 여름 저녁 스승님께서 오셨다 인사를 올리니
"그동안 많이 닦았느냐?"
하신다.

"예, 쉬지 않고 하였습니다."
하고서 굴로 스승님과 함께 돌아와 저녁밥을 먹고 나니
"내일부터는 다른 것을 배워주어야겠구나."
하시고는
"그래, 먼저 살던 곳은 다녀왔겠지?"
하시므로 그곳으로 가다가 큰 개하고 싸운 일과 호랑이하고 싸운 얘기며, 그동안의 일을 자세히 말씀 올리니

"산에서 살려면 다 그런 것이다."
하시고
"일찍 자고 내일부터 다시 배워 나가자."
하신다.

스승님과 함께 그날 밤을 지나니 흐뭇한 마음이 들었다. 숨쉬고 돌리는 가운데 마음과 몸에 변화가 많았다.

어느 때는 몸이 먼지나 털과 같이 가벼워 둥둥 떠다니는 것 같기도 하고, 힘이 용솟음쳐서 수많은 돌을 쳐서 부수기도 하고, 칡 줄기를 여러 겹을 꼬아서 나무와 나무 사이에 매어 가지고 양쪽 나무를 당기어 휘게도 하고 나무를 차서 부러뜨리고 뽑기도 여러 번 하였다.

그럴 때 스승님께서 나무나 돌도 함부로 다루지 말라는 말씀이 생각나서 그만두기로 하고, 어느 때는 지난 일은 물론 앞날이 훤히 보이기도 하고 몸이 간간이 아래 단자리부터 아주 심하게 다시 떨리기도 하였으나, 사조(師祖)님께서 일흔 가지(七十가지) 몸과 마음의 변화가 있다는 말씀을 듣고 난 뒤로부터는 떨리거나 무엇이 나타나거나 모두 잠시 동안에 잊고서 오직 가르침을 받은 대로 아래 단의 힘(氣)을 등 뒤로 하여 앞으로(任督兩脈) 돌리는 것을 꾸준히 하여 이제는 임의로 가만히 있어도 저절로 항상 돌아가는 것이었다(任督流通).

여기에 다소 참고가 될 글 한 구절을 인용하여 밝히면 옛날 의서(醫書)
<직지(直指)>에도 다음과 같은 글이 있으니
"曰 醫書之 任督二脈 此元氣之所由生 眞息之所由起 脩丹之士 不明此(竅) 則眞息不生 神化無基."

이 글의 뜻을 풀어 밝혀보면 "임맥과 독맥 두 줄기 맥은 이곳으로 말미암아 원기가 생기는 것이요, 이것은 참된 숨쉬기로 말미암아 비로소 일어나는 것이니 돈을 닦는 사람(선비)이 둘 돈자리를 밝게 알지 못하면 참된 숨쉬기가 되지 아니하고 밝음도 되지 못한다."라는 글이다.

이 글을 보더라도 사람이 숨쉬고 기운을 돌리고 하는 것이 얼마나 어렵다는 것을 알 수 있을 것이다.

또 임독이 유통될 때 커다란 진동이 온다는 것을 글로써 놓은 선인(先人)의 글을 하나 더 인용한다면 다음과 같은 글이 있다.

"古人所謂 培養丹田 開通三關之說 亦未之深信 及吾身 經三次震動 果有其事 乃知世界 眞理無窮 吾人智力 所不能 解者 正多 古人之言 殆未可全 以爲妄也." 라 하고 그 실제로 겪은 과정을 밝힌 글이다.

"옛 선인들이 돌돈을 기르고 삼관이 열리어 통한다는 말을 깊이 믿지 않았으나 내 몸이 직접 떨리고 크게 세 번 진동을 겪고 나서 임독과 모든 혈이 트이고 보니 진리가 무궁함을 나로서는 풀어 밝힐 수 없는 것이 너무 많다. 옛 분들의 가르침의 깊은 뜻을 이제 몸소 겪고 나니 알겠도다."

이와 같이 말로는 믿지 않다가 실제로 자기가 겪고 얻어 가진 뒤에야 옛 분의 가르치심이 깊고도 올바른 가르침이라는 것을 체득(體得)으로 비로소 알게 되었다 하니 누구나 직접 체득하여야 그 진가를 알게 되는 것이다.

청산도 가르침을 주시는 대로 따라 스스로 체득하고야 모든 뜻을 알게 된 것이다. 그날은 밤중이 조금 지나서 일찍 일어났다. 그런데도 스승님은 벌써 나가시고 옆에 계시지 않았다. 청산은 부지런히 폭포에 가서 목욕을 하고 올라와 항상 수도(修道)하던 장소에서 절을 하고 몸을 골고루 움직여 주고서 기운을 단에 모았다. 돌리기를 하려는데 갑자기 어지럽고 앞이 안 보이고 정신을 차리려 하면 더욱 머리가 아프다. 그리고 눈에서는 이상한 별천지가 나타나고 몸은 저절로 날아가다가 천길만길 낭떠러지로 떨어지는 것만 같다.

이상히 생각하여 소리를 지르니 스승님께서 오시어
"왜 그러느냐?"
하시는데 말을 못 하고 우물쭈물하는데 스승님께서 등허리 몇 군데의 혈도를 눌러 주시니 다시 정신이 드는 것이었다.

정신을 차리고 나니
"네 몸이 이제 완전히 바뀌는구나. 오늘은 좀 쉬었다 하거라."
하시므로 굴로 돌아와 편안히 쉬고서 잠을 잤다.

다음 날 날이 다 밝아 아침을 먹고서 산으로 다니며 재미있게 놀았다. 점심때가 조금 지나서 스승님께서 부르심이 계시어 굴로 돌아오니
"오늘은 앞으로 네가 닦아 나갈 얘기를 하여 주겠다. 이 얘기는 비록 옛날이야기이나 네가 닦아 나가야 되는 얘기다. 꼭 명심하여 듣거라."

하시고는 그악태자 이야기를 들려주시었다.

*그악태자 이야기는 청산선사의 책 <삶의 길>에서 찾아볼 수 있다.

삼합단법 수련 三合丹法 修煉

그악태자의 수련을 그대로 하라고 하시며 "이제부터는 하늘, 땅 그리고 네 기운이 모두 합하도록(天地人三合) 수련을 하는 것이다."

이제 붉 받는 다섯째 단계의 길로 들어선 셈이다. 스승님을 따라온 지도 어언 육 년이라는 세월이 흘러갔다. 얼마를 가르쳐 주신 대로 하고서 몸을 골고루 움직여주고 나서는 그악태자의 수련모습을 생각하며 닦아 나가기 시작하였다.

그리고 특이한 몸놀림도 가르쳐 주셨다. 이것은 둘 둔의 참 붉을 받아 둔이 많이 모이면 넋이 뿌리려 하는 것을 돌리는 법(氣力의 運用)이다. 둔이 모이지 않았을 때는 별로 소용없는 일이다.

이 법을 배워서 싸움에 쓰면 절대 안 되는 것이다. 스승님께서는 무엇이나 거듭 다짐을 주실 때는 "알겠느냐?" 하는 것을 꼭 말씀하신다.

이 다섯 단계의 붉 받는 국선도법(國仚道法) 책에 그

림으로 그려 놓았고 설명도 하여 놓았다.

그러나 움직이는 것을 지도하는 법사들에게만 직접 가르쳐 주고 아직 책은 못 만들어 놓았다. 이 다섯째 단계로 붉 받는 법은 스승님께서 이렇게 하라고 하신 말씀을 밝히면,
"지금까지의 닦아 얻은 단의 기운을 몸에다 갖추어 지니고 한 번 숨을 들이쉴 때나 내어 쉴 때(呼吸)를 코(鼻)로 하지 말고 몸으로 숨을 쉬어라. 그 몸에 수 없는 구멍(氣孔)이 있으니 그리로 땀만 나오는 것이 아니라 본래의 숨을 쉬는 것이다(氣孔呼吸 또는 皮膚呼吸). 그래야 하늘, 땅의 기운이 너와 하나가 되는 것이다. 너는 지금 하늘, 땅의 모든 기운이 스스로 네 몸에 들어오고 나가고 할 수 있는 곳(境地)에 있으며 또 닦아 나가면 네 스스로 그렇게 될 것이니 끊임없이 하여라. 그리고는 먼저와 같이 너의 얼령(靈魂)을 이번에는 하늘 높이 띄워 놓고서 하여라." 하신 것이다.

다섯째 단계는 말이나 이론(理論)으로는 풀기 어려운(不可解) 것이다. 누구나 백분지 일도 납득이 되지 않을 것이 분명하다.
누구나 코(鼻口)로 숨을 쉬기(出入息) 때문에 이것을 중단하면 사람은 질식하고 만다. 그러나 이것을 중단

(一時中斷)하고 땀구멍(氣孔)으로 숨을 쉰다는 것이 납득이 안 갈 것이다. 허파가 퇴화(肺臟의 退化)가 되었거나, 허파가 없는 하등생물(下等生物)은 피부로 호흡한다고 하는 말은 있어도 허파(肺)가 있는 사람이 코로 숨쉬기를 하지 않고 피부로 숨쉬기(皮膚呼吸)를 한다면 누구도 곧이듣지 않을 것이다.

그러나 사람은 모르는 가운데 피부로 다소간 호흡을 하고 있는 것이므로 피부에 무엇을 전부 발라 놓으면 숨쉬기가 가빠지는 것이다.
청산은 이러한 것을 수없이 하였으며 그러한 것이 되는 것은 몸으로 직접 얻은 것이다. 이 숨쉬기를 할 때는 청산은 몸에 실오라기 하나도 걸치지 않고 하였다. 사회생활을 하면서 하려면 공기가 잘 통하는 옷을 입고서 하면 될 것이다.

청산이 피부로 이러한 숨쉬기를 수없이 하는 가운데 날이 가고 달이 지나서 여름도 지나고 가을, 겨울이 지나가고 다시 봄이 오고 여름철이 돌아와 몹시도 무더운 날이었다.

청산은 폭포에서 목욕을 하다가 몸 전체를 물에 담그고서 나도 모르게 얼마 동안을 물에 잠겨 있었다. 얼마를 오래 있었던 것 같았다. 이상한 생각이 들어서 다시 물속에서 바위를 붙잡고 수를 마음속으로 헤아려 보았다. 백을 넘어서 이백이 넘어도 괜찮았다. 피부로 숨쉬기가 되었다.

다소간 갑갑하여 물 위에 몸을 내어놓으니 시원했다. 밖에 나와서 폭포 위의 바위에 올라앉아서 먼 산 아래와 앞에 보이는 산을 바라보고 앉았으니 내 나이도 이제 열아홉이 되고 몸에는 힘이 솟구치고, 마음은 맑고 무엇이나 스승님께서 한 말씀을 하시면 그대로 다 기억하고 실천할 수 있었으며 그동안에도 숱한 고생을 견디어 냈으니, 이것은 스승님의 엄하신 가르침 덕분이었다. 그리고 그런 것이 몸에 젖어 버리고 습관이 되어 춥고, 덥고, 비와 눈을 이겨낸 것이다.

바위에 좀 앉았다가 벌렁 뒤로 누워 하늘을 바라보니 햇빛이 따갑다.
지금 생각하면 청산은 볽 받는 법을 배워가고 있는 사람일지 모르나 딴 사람이 보면 아마 기절초풍할 모습일 것이다. 머리는 길대로 길고 몸은 검을 대로 검어서 검은 윤기가 흐르고, 눈은 반짝이니 누가 사람이라고 하겠는가.

지금 생각하면 저절로 감회가 깊다. 얼마를 바위에 누워 있자니 청산이 기르고 있는 백호와 대호가 왔다. 그런데 이삼 년 전부터는 백호가 오면 대호가 안 보이고 대호가 보이면 백호가 안 보인 적이 가끔씩 있었고, 어느 때는 전혀 보이지 않을 때도 있었다.

이날은 두 마리가 모두 와서 얼굴과 손을 핥고 비빈다. 그런데 호랑이가 혀로 핥으면 상당히 깔끄럽다. 전에는 별안간 심하게 핥으면 아픈 적도 있었다.

털을 어루만지고 일어나 칡뿌리를 캐려고 가는데 대호는 잠시 왔다가 봉우리 옆으로 다시 뛰어 올라간다. 전에도 대호는 그쪽으로 가서는 며칠 아니, 상당히 오래도록 보이지 않을 적도 있고, 부르면 잠시 왔다가 금방 어디론가 가 버린다. 백호도 역시 보이지 않을 때가 더러 있었다. 그러나 백호나 대호보다 숨쉬고, 돌리고, 피부로 호흡하고, 솔잎을 따고, 칡뿌리 캐고, 산콩과 송화를 따는 일과 때문에 별로 관심을 두지 않았다. 혹 보고 싶을 때 부를 뿐이었다.

이렇게 하며 지내는 동안 늦은 여름이 되었는데, 그날도 폭포 물에 가서 목욕을 하고 있는데 백호가 울부짖는다. 고개를 들고 소리 나는 곳을 보니, 대호도 와 있는데 그곳에 보지 못하던 호랑이 새끼가 꽤 큰 놈이 둘이 있다.

물 밖으로 나가니 대호가 항상 하듯이 비비고 혀를 핥고 좋아한다. 새끼와 백호도 왔다. 백호의 머리를 어루만져주고 새끼를 부르니 처음에는 오지 않고 바라만 본다.

청산은 물로 들어가 고기를 잡아서 새끼들에게 먹으라면서 주었다. 그제야 한 마리가 가까이 오더니 받아먹는다. 나중에 한 놈도 따라와 먹는다. 가재를 잡아서 또 주고 어루만져 주니 좋아서 꼬리를 친다. 폭포에서 올라와 평평한 곳에서 몸 움직이기(外功)를 한참하고서 칡뿌리를 캐러 가니 모두 따라온다.

그런데 칡뿌리보다 산콩이 여물었을까 하는 생각이 들어서 산 아래로 내려가 산콩이 어찌 되었나 하고 이리저리 보다가 따서 보니 별로 여물지 않았다. 얼마 더 있어야 여물 것 같다.

개울 쪽 덤불 속에 산고염나무가 있는데 고염이 많이 열렸다. 한 번 따 가지고 맛을 보고 싶어서 고염나무만 바라보고 걸어서 덤불 가까이 가서 덤불을 헤치고 조금 들어가는데 왼쪽 복숭아뼈 위가 따끔했다.

얼른 내려다보니 전에 엄지발가락을 물었던 뱀과 똑같은 놈이 물고서 달아나려고 한다. 어찌 속이 상하고 괘씸한지 발로 밟아 버리고 머리를 잡고서 돌리다 땅에 내동댕이치니 백호가 달려들어 찢어발긴다.

그런데 왼쪽 발은 또 부어오른다. 그 자리에 앉아서 손톱으로 살을 뜯어내고서 허벅지부터 눌러 내리니 피가 마구 쏟아졌다. 한참을 앉아서 양손으로 꼭 쥐고서 눌러 내리니 부어오른 것이 조금 가라앉기 시작한다. 찌리한 기운이 없는 것을 보니 독이 다 빠진 것 같아서 왼손으로 지혈을 시키고, 머루 잎을 따 가지고 풀과 섞어서 입으로 씹어서 붙이고 칡 줄기로 꼭 묶었다.

그리고서 바위에 걸터앉아 있으니 이 광경을 물끄러미 호랑이들은 바라만 보고 있다. 그래도 전과 같이 힘이 없지는 않으나 발을 옮기려면 조금씩 뜨끔뜨끔 하였다.

혼자 생각하니 먼젓번에 왼쪽 발가락을 문 놈을 죽여서 또 한 마리가 이곳에서 기다리고 있었던 것이 아닐까? 하필 왼쪽 발만 무는지 모르겠다. 지금도 흉터는 크게 남아 있으니 말이다. 내가 뱀에게 잘못이 있는지, 아니면 뱀이 나에게 잘못이 있는지, 하여튼 무엇인가 잘못되어 있는 것 같은 생각이 든다.

겨우 일어나 걸어보려 하니 백호가 와서 타라는 시늉을 한다. 그러나 혼자도 갈 수 있어서 쓰다듬어 주고서
"괜찮다. 혼자 걸을 수 있다."
고 하고는 걸어서 올라와 소변으로 닦고서 머루뿌리를 찧어 붙이고 있으니 몹시 어지럽다. 굴 안에 누워있는데 스승님께서 오시었다. 어찌 반가운지 일어나려 하니 기운이 없어 일어날 수가 없다. 아마 피를 많이 흘려서 그런 모양이다.

스승님께서
"너 어디 다치었구나? 어디 보자."
하시므로 뱀에게 또 왼쪽 다리 복숭아뼈 위를 먼젓번 뱀과 같은 것에 물렸다고 아뢰니 풀어 보시고는 무슨 가루약을 발라주시면서
"그러기에 매사에 조심하라지 않았느냐? 옛날에 청구도사라는 분은 사람을 가리어 제자를 고를 때에 조심성과 담력을 시험하고 제자를 삼았다고 한다. 너도 이제 그만치 닦아왔으면 그런 것은 알 것인데 어찌 이리 조심성이 없느냐. 지금 고염은 먹지 못한다. 더 익어야

먹게 되는 거야. 서리가 와야 제구실하는 것이 고염이야. 앞으로 설익은 산 과일은 먹지 말아라."
하신다.

다음 날도 누워서 살 구멍 숨쉬기를 하였다. 저녁을 먹고 나서 청구도사에 대한 얘기 생각이 나서 스승님께 청구도사의 얘기를 들려달라고 부탁을 드렸다. 오늘날까지 스승님께서 먼저 얘기를 하여 주시었는데 이번에는 청산이 요청하였다.

스승님께서는 한참 대답이 없이 계시다가
"그러마. 그런데 얘기가 긴데 네가 피로하지 않을까?"
"아니오. 괜찮습니다. 하나도 빼지 않고 기억하겠습니다."
"그렇다면 앞으로 필요한 것도 있으니 해주지."

*청구도사의 이야기는 청산선사의 책 <삶의 길>에서 찾아볼 수 있다.

조리단법 수련 造理丹法 修煉

청산의 나이가 스무 살이 되던 늦은 봄, 스승님을 따라 산중 생활을 한 지 팔 년이 되는 해가 된다. 그동안 숱한 어려움을 꾸준한 노력으로 다섯 단계는 마친 셈이다. 그런데 이 여섯째 단계의 가르침은 더욱 깊고 오묘한 단계의 수련이다.

자세한 것은 본원 교재에 밝혔으나 한 번 요약하면 나의 몸과 마음이 하늘의 몸과 마음이 되게 하는 수련방법(宇我一體)이라고 말할 수 있다.

글로써 풀어내기는 어려운 이야기이나 몸과 마음으로 닦아 나가면 알게 되고 얻게 되는 것이다. 마음과 몸은 모두 하늘의 일부분이니 물론 하늘의 아들이다. 그러나 몸과 마음은 하늘 뜻대로 완전히 되지 못하는 것이 또한 사람이다.

그러나 그 몸과 마음을 모두 하늘과 땅의 기운과 함께 뭉치는 것이 여섯째 단계로 닦게 되는 일이다. 피부로 숨쉬고 몸 안과 바깥을 하늘과 땅의 기운이 자유로이 몸 전체의 안과 밖이 없이 돌리는 것이며, 몸과 마음도 하늘 높이 둥둥 떠다니며 나와 하늘을 둘로 보지 않고 하나로 보면서 하늘과 나를 하나로 되게 하는 법이다.

몸과 마음을 모두 하나같이 전부 통하게 하는 것이다. 코로는 전혀 숨을 쉬지 않고 피부(氣孔)로 하고, 피부로 들어온 기운을 단에서 모아 그 힘을 몸 전체 안에서 아무 곳이나 마음대로 돌리고 돌아가게 하는 것이다. 그 돌리는 순서는 붉 받는 책(國伕道法)에 밝혀 놓았으나 말과 글보다 직접 지도를 받아서 하는 것이 중요하다.

청산은 그러한 것을 가르침을 주신 대로 매일같이 계속해서 밤중이 조금 지나면 시작하여 날이 밝고 점심때가 가까이 되면 끝내기도 하고, 어느 때는 점심때가 지날 때까지도 하고, 일찍 끝낸 날도 있으니 하루도 빠지지 않고 하는 동안에 스승님께서는 독특한 몸 고치는 법(醫術法), 사람 몸의 안과 밖의 생김새(人體學)와 그 몸에서 보이지 않는 것이 움직이는 모든 것을 자세히 가르쳐 주셨으며 하늘과 땅과 사람이 처음 생기게 된 일이며 모두를 가르쳐 주시어 얻어 가졌다(體得).

어느 날, 청산은 보통날과 같이 새벽에 일찍 일어나 수련을 하고자 굴 밖으로 나오려 하는데 오늘은 몹시도 굴 안이 컴컴하다. 청산은 스스로의 생각에 오늘은 너무 일찍 일어났나 보다 하면서 굴 밖으로 나오는데 때는 이른 겨울 날씨라 몹시 쌀쌀한 날씨다. 굴 밖으로 나오니 때에 맞지 않게 겨울비가 내리는데 마치 봄비가 오듯이 부슬부슬 내리고 있지 않은가.

혼자 생각에 비가 오므로 굴 안이 컴컴했었구나 하고는 항상 하듯이 폭포 밑에 고였다가 흐르는 물에 목욕하려고 내려가는데 머리에서부터 흘러내리는 물방울이 코끝에서 떨어지니 코끝이 간지러운 듯하다. 따라서 귀도 간지러운 듯하다.

이상히 생각하면서 손으로 코끝과 귀를 만져보고는 몸을 크게 움직여 주고서 폭포로 내려가 목욕을 하다가 생각하니 코끝과 귀가 간지럽던 것이 이상하여 폭포 물에 들어가서 폭포 물을 받아보면 어떨까 하여 폭포가 내리치는 속으로 들어갔다.

전에도 수없이 해본 일이나 오늘은 그 폭포 속에서 수련을 하여보리라 하고는 폭포 물을 받으며 서서 돌돈에 흠(氣)을 모으기 시작하였다.

머리 위에는 무섭게 폭포 물이 쾅쾅 내리치는데 머리

를 약간 앞으로 숙이고 들어갈 때는 숨쉬기가 괜찮은데 머리를 반듯이 하면 코로 물이 스며든다. 숨을 아주 서서히 그리고 조심하여 고요히 쉬니 물이 들어오지 않는다. 이때부터 물속에 있는 것과 같이 숨구멍(氣孔)으로 숨을 쉬기 시작하여 모든 기혈을 돌리고 각 혈에 모든 힘을 보냈다.

따라서 몸과 마음을 허공에 높이 띄우기 시작하여 얼마간을 하다 보니 이제는 물소리도 들리지 않고 아주 깊고 고요한 경지에 들어갔다.

이렇게 오랜 시간을 지나고 나서 서서히 폭포 밖으로 나와 몸을 움직여 주고는 오래전부터 하던 산 오르기를 하고, 나무와 나무를 당기기, 돌 들고 다니기, 각 혈(各血)에 힘을 모았다가 쓰기(氣化法) 등을 차례로 하고는 산 상봉에 올라가 크게 외치고 몸을 가볍게 날리기를 몇 차례 하고서 내려와 굴 안으로 들어가려는데 굴 안에서 무엇이 움직이다가 청산을 보자 멈칫하고 있지 않은가.

가만히 살펴보니 여우가 분명하다.
"네 이놈, 꼼짝 마라."
하고 잡으려 달려드니 묘하게 옆으로 살짝 나가는데

청산도 잽싸게 꼬리를 잡았다. 꼬리를 잡으니 냅다 뒹굴며 빠져나가려고 하는데 남의 집에 들어와 있던 생각을 하니 괘씸하여 혼을 내주겠다는 생각으로 밖으로 나와서 꼬리를 잡고 돌리다 풀 넝쿨 쪽으로 던졌다.

그런데 이게 어찌 된 일인가? 여우의 몸과 꼬리가 따로 떨어져 나가는 것 같지 않은가. 얼른 달려가 보니 여우도 미처 도망을 못 가고 있는데 잡고 보니 꼬리를 잡고 돌리는 순간에 꼬리가 거의 빠져 있지 않은가.

여우는 앙탈을 부리나 꽉 눌러 잡고서 꼬리를 다시 끼워 맞추고는 여우를 끌어안고서 개울가로 가서 얼어붙은 땅을 젖히며 풀뿌리를 조금 뜯어서 굴로 돌아와 찧어 바르고 칡 줄기 모았던 것으로 꼬리가 떨어지지 않도록 매어주고는 나뭇잎을 덮어 주었다.

그리고 막 돌아앉아 굴 밖을 내다보는데 재빨리 여우는 일어나 굴 밖으로 도망을 치지 않는가. 쫓아가서 잡을까 생각하다가 '청산과는 정이 없는 모양이다. 몸이 다 나으면 보내주려고 했는데' 하고는 그대로 누웠다가 잠이 깊이 들었다.
그 후에 근처에서 꼬리 없는 여우를 보았다. 청산은 '저 꼬리는 내 손으로 그렇게 한 것이 아닐까?' 생각되어 항상 그 여우를 볼 때 미안한 생각이 들다가도 '남의 집에 함부로 침입한 벌을 준 것이다.' 하고 혼자서 쓴웃음을 웃은 적이 있다.

항상 수련을 계속하고 지내는 동안에 겨울이 지나고 봄도 지나 여름이 되었다.

어느 날 몹시 날씨가 무더웠다. 청산은 목욕을 하고 굴에서 잠을 자고 있었는데 꿈속에서 생시처럼 태학산에서 뛰놀며 개울에서 가재 잡고, 미륵부처가 있는 돌 위에도 올라가는 꿈이 꾸어진다. 그동안 꿈을 모르고 지냈는데 꿈을 깨고 나니 할아버님 생각이 난다.

밖으로 나와서 물을 떠서 먹고서 산봉으로 올라가 사방을 보니 참으로 멋진 풍경이다. 태산 준령이라더니 그야말로 이렇게 높은 산 상상봉은 올라가서 감상을 하면서 서 있어 보기는 처음이다. 그저 봉우리에 올라도 갔고 또 내리기도 숱하게 하였으나 일부러 산의 전경을 바라보면서 감상하기는 처음이었다.

얼마 후 굴로 내려와 가루를 먹고 일찍 자고서 밤중이 조금 지나서 깨어 일어나 목욕을 하고 숨쉬던 곳으로 와서 절을 하고 몸을 골고루 움직여 주고서 몸과 마음을 조용히 가라앉히고 온 하늘, 땅의 기운을 몸으로 쭉 받아들이어 아래 단에 모으고 몸 전신에 한 번 돌리고서 몸을 날려 하늘 높이 올라서 그 속에 둥둥 떠다니면서 나쁜 것만 내보내고 다시 하늘과 땅의 기운을 쭉 빨아들이고서 아래 단에 모아서 몸 안 전체를 한 바퀴 순서대로 돌리고 나쁜 것은 다 씻어내면서 한없이 둥실둥실 떠다니다가 서서히 가라앉아 제자리로 와서 기지개를 켜고서 열 가지 몸풀기를 하자 힘이 용솟음치므로 바위도 쳐서 부수고 뛰기도 하면서 몸 움직임(外功)을 오래도록 하고 나니 시장기가 들어서 칡뿌리 가루를 먹고서 한참 있다가 잠을 잤다.

이렇게 하면서 청산은 붉 받는 수련을 하루하루 쌓아갔다.
세월은 흘러 청산의 나이 스무 살이 되는 해이다.

그날도 전과 같이 몸을 움직이고 막 끝을 내고서 개울에서 물을 먹고 있는데 스승님께서 오셨다. 앞에 나아가 절을 하니
"그동안 많이 닦았느냐?"
하시면서 물을 달라 하시어 물을 떠서 올리니 받아서 마시고
"굴로 가자."
고 하신다.

굴에 가니

"거기 앉거라."

하시고서

"밝을 닦는 수련은 모두 산중에서 마쳤지만 너는 앞으로 인간사회 안에서 생활하면서 닦아야 할 올바른 마음의 자세를 배워야 한다. 너에게 하는 이야기를 잘 듣고 잊지 말아라. 알겠느냐?"

하신다.

또 무슨 중요한 말씀을 하시려나 보다 하고서 정신을 집중하여 듣고 있으니 그 이야기는 이러하시다.

"너는 오늘날까지 하늘 사람으로서 하늘 뜻대로 살았다. 그러나 그 뜻도 알아야 되는 것이다. 혹 네가 불쾌한 마음을 가지게 되면 이것은 너의 몸 안의 왼쪽 허파와 큰창자 그리고 단이 약하여지는 것이고, 슬퍼하고 어지러운 생각을 하게 되면 오른쪽 허파와 깃(영감)이 약하여지고, 놀라고 두려워하고 너무 힘을 쓰면 콩팥과 오줌통이 다 나빠져서 약하여지는 것이고, 생각을 많이 하면 생각이 생각을 낳아서 지라와 밥통이 나빠져서 식욕이 떨어지고 숨이 약하여지고, 화를 내고 노여워하면 간과 쓸개가 나빠지고 약해져서 몸이 허약해지는 것이며, 너무 기뻐하고 즐거워하면 염통과 작은창자가 나빠지는 것이니 사람은 무릇 이것을 모르고 욕심으로 말미암아서 화를 내고 생각도 골똘히 하고 싸우고 하는 것인데 이것은 스스로 나쁜 것을 모르고 병을 만들어 일찍 죽는 것이다.

콩팥은 지혜로움을 담은 그릇이니 넓고 너그러움의 뜻이 있으니 지혜로움의 감응이 되고(智=智感), 염통은 올바른 움직임과 멀리 보고 결정을 짓는 숨이니 잘못하고 잘됨을 가름하게 되는 것이고(禮=分辨), 간은 생신한 기운을 돌리니 착한 것을 취하여 쓰고(仁=至善한 良心), 허파는 나쁜 것을 버리고 좋은 것은 거두어들이는 올바른 것을 하면서 의로움을 취하여 거두고(義=不當抑制), 지라는 모든 지혜와 가름과 쓰고 거두고 모두를 항상 올바르게 믿으며 행하는 것이니(信=恒久的 行動), 사람은 지혜와 예절과 어짐과 의로움과 믿음이 있어서 하늘을 공경하고(敬天), 만물을 성심으로(至誠), 보살피는 한나라 백성이니 나라를 충심으로 받들고(忠國), 웃어른을 진심으로 받들어 모시고(孝報), 서로 사랑하고 아껴주고 보살펴서(親和) 참되게 사는 것(眞實)이 올바르게 사는 길이며 몸에도 병이 없는 것이다.
그러나 그런 것을 모르고 함부로 살아가면 스스로 병을 만들고 스스로 죽음의 길을 자초하는 것이다.

사람을 위하는 길이 사람이 사는 것이고, 사람이 사람을 생각하지 않으면 서로 죽는 길로 가는 것이니 사람이 함께 살려면 사람 위하는 일만 생각하고 그런 말과 그런 행동만을 해야 된다(人體主義). 그래야 모두 하나같이 화목하게 살 수 있는 것(一和統一)이다.
그래야만이 사람의 할 도리를 다하는 것이다(定命完遂). 그것을 못 하는 사람과 세상은 사람 사는 세상이 아니다. 개와 돼지만도 못한 삶이니 살면 무엇하겠느냐? 앞으로 내가 한 말이 무슨 뜻인지 알게 될 것이다."

대략 간추려 이러한 말씀을 하여 주셨다.
그러나 모두 머리에 그 골자는 생생하며 이는 백 년이 지나도 잊혀질 수 없고 또 청산이 닦아 가는 동안에 완전히 몸과 마음으로 얻어 가졌다. 매일같이 이러한 사람 사는 모든 것을 밝혀 주시며
"이러한 영원히 바뀌지 않는 법(永法)은 사람이면 다 원하는 것이다. 앞으로 이러한 말을 잊지 말아라."
하시며 하루에 조금씩 가르침을 주어
"그 변하고 바뀔 수 없는 영원한 법(永法)은 다 외우고 깨닫고 얻어야 하는 것이다."
그러시고서
"어떠한 일도 뿌리가 없이는 나타날 수 없고, 또 닦아 나가지 않으면 알 수 없는 것이다. 그러니 부지런히 닦

아라."
하시므로 쉬지 않고 하는 동안에 가을을 맞이하게 되었다.

하루는 폭포로 와서 목욕을 하고 폭포 위 바위에 걸터앉아 서산 너머로 사라지는 늦가을의 노을에 검붉은 단풍잎이 더 한층 마음을 설레게 하는 것 같다.

나를 길러주신 할아버님이 눈앞에 역력히 나타나 보이신다. 고향 생각, 어릴 때 뛰놀던 생각 등 환상에 사로잡혀 있는데 스승님께서 옆에서 지켜보시고
"너, 무슨 생각을 하고 있느냐?"
하시지 않는가.
청산은 꿈 이야기며 지금 마음을 거짓 없이 말씀을 드렸더니 아무 말씀도 없이 굴로 가신다.

청산은 조금 앉았다가 굴로 돌아오니 가서 물을 떠다가 밥을 먹고서 나와 어디를 가자고 하신다.
"몇 날이나 걸리는가요?"
하며 먹을 가루를 간수하려 하니
"그냥 놔두고 가자."
하신다.
그리고 조금 앉아 있으니 밖에서 무슨 소리가 나서 나

가보니 큰 스승님이 오셨다. 나아가 절을 하고서 모시고 왔다.

"그동안 잘 닦았느냐?"

하시므로

"예."

하고서 무릎을 꿇고 앉으니

"네 스승님(師父)이나 내(師祖) 앞에 앉을 때는 네 스승님 같이 앉아라."

하신다.

그리고 사조(師祖)님이 사부(師父)님에게

"이제 되겠느냐?"

고 말씀하시니

"네."

하고 대답하신다.

청산은 무슨 말인지도 모르고 있는데

"어서 가자."

하시고 일어나시어 큰 스승님에게 절을 하신다. 청산도 따라서 절을 하였다. 그런데 이상하게 청산을 어루만지며

"잘 다녀오너라. 조심해서 모든 일을 처리하여라."

하신다.

어쩐지 그 전과는 모두 다른 것 같았다. 스승님을 따라 나오니 백호, 대호 그리고 새끼 호랑이가 꼬리를 치면서 따라온다. 스승님은 호랑이를 못 따라오게 하시고 큰 스승님은 호랑이들을 부르신다. 그러자 따라오지는 않고 꼬리만 치면서 바라본다.

청산은
"갔다 올 테니 잘들 있어라."
하면서 스승님을 따라 산등을 타고 가다가 쉬고 또 산등을 타고 가다 굴에서 자고 하면서 며칠을 가는 동안에 여러 가지 말씀을 하여 주셨다.
낮에는 산을 굽어보시면서
"이 산이 이렇게 생기면 이러한 것이고 저 산이 저렇게 생기면 저런 것은 무슨 뜻이며 그것은 그렇게 되는 것이다."
하시면서 자세히 이야기하여 주셨다(風水地理學). 이렇게 이 산 저 산 다니시다가 하루는 자고 나니 스승님께서 안 계시었다. 근처를 살펴도 안 계시었다.

이상히 여기고 칡을 캐어 먹고서 있는데 스승님께서 부르심이 계시어 반가워 스승님 앞에 나가니 이상한 보자기에 무엇을 싼 것을 들고 계시면서
"개울에 가서 몸을 깨끗이 씻고 오너라."

하신다.

"예."

하고서 산 개울에 가서 목욕을 하고 돌아오니

"몸이 마르면 그것을 풀어서 입어라."

하신다.

이상히 생각하며 풀어보니 바지저고리와 양말, 고무신이었다. 입으라고 하시니 전에 입던 생각을 하면서 옷을 입었다.

입고 나니 더워서 못 견디겠고 답답하였다. 그러나 스승님께서 입으라 하셨으니 말도 못 하고 있는데

"근처에는 사람이 산다. 그러기 때문에 입어야 한다."

하시므로 그제야 알 것 같았다.

얼마를 가니 웬 빈집이 있었다. 그리고 들어가 있으라고 하신다. 들어가 보니 사람 그림이 붙어 있다. 가만히 생각하니 태학산 절에서 산신당에서 보던 그림과 같은 것이다.

'여기가 산신당이로구나.' 하고 있는데 얼마 후 스승님께서 오셨는데 무엇을 가지고 오셨다. 보니 사과, 배, 밤이었다.

"이것을 먹어라. 앞으로는 칡뿌리는 절대로 먹지 말아라."
하신다.

"예."
하고 나니 스승님 몸에서 이상한 냄새가 난다. 조금 지나서 가신다.
이렇게 앉아있는데 하루는 책을 가지고 오셨다. 그 책은 한문으로만 된 책이다.
"너, 그동안 배운 글로 이것의 뜻을 알아내며 읽어라."
하고 초와 성냥도 갖다가 놓으시고
"컴컴할 때는 이 불을 켜고서 글을 읽어라."
그동안 모래를 모아놓고 모래 위에 한문을 써놓고 배웠다. 한글은 보통학교와 절에서 배웠다. 그 책이 다 새겨지면 또 다른 책을 갖다주시었다. 이렇게 많은 책을 읽게 되는 것이 여러 달이 되어도 밖에는 겨우 개울에서 세수하고 볽 받는 법을 할 때만 밖에 나가는데 그것도 날이 밝아오면 스승님께서
"안으로 들어가라."
하시어 밤에만 나와서 멀리도 못 가고 산신당 근처만 빙빙 돈 셈이다.

아침저녁으로 때로는 낮에도 목탁 치는 소리가 멀리

서 들려오고 때로는 근처에서 낮에는 사람 소리도 들린 적이 있었다. 그리고 먹는 음식도 눌은밥을 물에 담가 오래 불리어 놓은 것도 주시고 어떤 때는 마른 누룽지를 주기도 하신다. 처음에는 못 먹겠으나 스승님의 엄한 꾸중이 있을 것을 생각하여 먹었다. 이렇게 지내는 동안 가을 겨울이 가고 봄이 지나 초여름이 된 때 이제는 밥도 조금씩 먹을 수 있었다.

하루는 스승님께서
"너는 이제 할아버님도 찾아뵙고 세상 구경도 하고 오너라."
하시지 않는가! 이 아니 청천벽력이 아닌가.
"이제는 스승님 곁을 떠나란 말씀입니까?"
"그렇다. 어서 가거라."
"그러면 얼마 있다 돌아오라고 하십니까?"
"사람은 만나면 헤어지고 헤어지면 만나는 것이니 그런 것도 모르겠느냐? 어서 떠나거라."
하시고는 산등성이로 가시는 것이었다.

엎드려 절을 하니 스승님은 보이지 않으신다. 아니, 멀리 그렇게 가실 틈이 없었는데 절하는 사이에 안 계시다. 이상하나 산등성이와 전에 살던 곳을 향하여 절을 하지 않을 수 없었다.

그리고 할 수 있는 대로 고향으로 돌아가 할아버님을 찾아뵈옵고 하루속히 돌아오리라 마음먹으면서 산아래로 향하였다. 산등을 타고 야산으로 내려오는데 어떤 사람과 처음 마주쳤다. 그 사람은 나를 이상한 눈초리로 바라본다.

"여기서 수원 방향으로 가려면 어디로 가면 됩니까?"
하니,
"아니, 경기도 수원 말이오?"
한다.

"그렇소."
하니,
"여기가 속리산인데 마냥 북쪽으로만 가야 하니 저 아래로 내려가서 큰길을 타고 가보시오."
손으로 가르쳐 주면서도 무척 나를 경계하는 눈치였다.

가르쳐 주는 방향으로 야산 등허리를 넘으며 무턱대고 걸어 큰 길이 보이는 곳에 이르렀다. 이미 날은 저물었다. 자동차가 온다. 차가 오면 피하여 숨었다가 다시 부지런히 밤새도록 걸었다. 날이 밝기 시작하면 산으로 올라갔다. 처음 만난 사람이 이상히 보던 것이 생각나서 자연 사람을 만나기가 싫어서 피하게 된 것이다. 낮에는 산에 올라서 닦아 얻으며(修道) 잠을 자고 밤이면 걸었다.

이틀이 되는 날 새벽에 산으로 오르려 하는데 어디서
"손들어!"
한다.

사방을 보아도 아무도 없다. 이상히 생각하고 또 가려고 하니
"움직이지 말고 손들어!"
한다.

할 수 없이 '나보고 그러나 보다' 생각하고서 손을 드니 장정 다섯 사람이 나타난다. 모두 내 뒤쪽에서 나타난다. 지금 생각하니 순경 둘, 일반복을 입은 사람이 셋이다.

앞으로 오더니 아무 얘기도 묻지 않고 가자고 한다. 따라가니 파출소로 데리고 가서 의자에 앉으라고 한다. 의자에 앉으니 어디에서 어디를 가느냐고 묻는다. 수원이 고향이라 고향에 간다고 하고 산에서 공부하다가 가는 길이라고 하니 나이는 얼마냐고 묻는다. 스물인지 스물하나인지 먹었다고 하니 거짓말이 아니냐고 한다. 아니라고 하니 무슨 공부를 하였느냐고 하여 대

략 얘기를 하니 모두 웃는다. 청산도 따라서 웃으니 그런 거짓말하면 혼난다고 하면서 이북에서 오지 않았냐고 묻는다.

그래서 이북인지는 모르나 산에서 왔습니다. 그리고 지금은 속리산에서 오는 길이라고 하니까 "참 지능적이군."
하면서 말을 똑바로 하라고 하며 야단을 친다. 대답을 못하고 우물쭈물하는데 어느 분이 오시어 순경에서 무어라 귓속말을 하더니 청산에게 나가자고 한다. 일어나서 나가니 찝차에 타라고 한다.

차 안에는 두 사람이 사복을 입고서 타고 있었다. 한참 가는데 낯익은 곳이었다. 여기가 바로 수원이었다. 찝차는 시내로 들어와 얼마 안 가서 어떤 집으로 들어가 내려서 따라 들어가니 사무실이었다.
그곳에서 여러 가지를 묻고서 며칠 동안을 반복되는 말을 물으므로 차근차근 생각하며 모든 지난 일들을 이야기하니 해당 없다고 하며 경찰서로 데리고 간다. 경찰서에서도 모든 조사를 하더니 "그러면 그 배웠다는 것을 무엇으로 보일 수가 있느냐?"
고 한다. 바위를 부수겠다고 하니 내일 준비를 할 것이니 해보라고 한다.

그 이튿날 많은 사람이 모였다. 바위를 주는 대로 몇 개를 부수니 어느 한 분이 오셔서 차에 태우고 어디론가 갔다. 그리고 머리 깎아라 하면서 이발소에 데리고 가서 이발도 시켜주고 목욕도 하라고 하여 목욕탕으로 함께 가서 목욕도 끝나고 나니 군복을 주고 입으라고 한다.

군복을 입으니 잘 어울린다고 하시면서 무슨 종이인데 그것이 지원입대서였다. 거기에 쓰라는 대로 쓰다가 청산은 할아버님이 뵈옵고 싶어서 할아버님을 뵈옵고 난 연후에 무엇이든지 하겠다고 말을 하고 그곳을 떠났다. 그러나 청산은 그분이 누구인지 묻지도 않았다.

용인에 가니 큰아버님, 큰어머님이 계시다. 할아버님이 수원 고등동 그전 집 앞에 김판서 댁에서 사시는 것도 알았다. 수원으로 달려와 할아버님을 만나 뵈오니 혼자 살고 계시었다. 어찌나 반가운지 몹시도 울었다. 할아버님도 우셨다. 그동안 지난 일들을 이야기하고서 며칠 지나니 먹을 식량도 돈도 떨어졌다.

시내에 나가서 지게를 지고 할아버님 모르게 지게품팔이를 하였다. 그리고 할아버님 눈에 뜨일까 봐서 멀리 조치원 연기군 남면이라는 곳에 가서 며칠간 남의 집을 살면서 생계를 이었다.

한편으로 모인 돈을 모두 할아버님께 송금해서 산으로 다시 들어가기 전에 생활의 안정을 드리자 생각하고 할아버님을 봉양하면서 하루하루 지나기에 급급했다. 그간 하산해서 익숙지 못한 생활 속에서 여러 가지 일이 많았다.

어느 날 청산은 서울에 올 일이 생기어서 서울에 오니 서울역 앞에서 신분증 조사를 하고 있었다. 신분증이 없는 청산은 어찌나 마음의 가책을 느끼는지 일부러 찾아가서 군대를 지원하겠다고 하고 어떻게 어디로 가야 하느냐 묻고서 어느 학교에서 신체검사를 마치고 소정의 훈련을 받고 특수수사부대에 근무하다가 만기 제대를 하였다. 군 복무에서도 많은 것을 배웠다. 나이가 어려서 험준한 산속에서 호랑이들과 같이 지나온 지 팔 년이란 세월 동안 보고 배운 것은 사부님의 가르침을 제외하고는 아무것도 없다. 그러나 하산하여 군에 입대하고 또 할아버님을 모시고 새로운 생활을 하는 동안 많은 것을 익혔다. 그동안 너무도 까맣게 잊었던 현대사회 사회의 초년생 과정을 다 겪었다.

청산의 나이 스물다섯 되던 해 늦여름에 다시 산으로

오르게 되었다. 산에서 내려온 지 햇수로 오 년이요, 만 사 년을 세상에 살다가 다시 산으로 올라간 셈이다. 그러나 사회가 그리워 다시 내려오고 싶은 마음은 조금도 없이 올라갔다. 모든 것이 청산의 생각과 다른 것이 너무도 많은 까닭이다.

사회생활을 하면서도 남 보지 않는 밤에는 산에 올라가서 쉬지 않고 닦아 나아갔다.

그리고 산으로 다시 올라와서는 산에서 내려와 조금 게을리한 것을 채우려 쉬지 않고 하였다. 그러면서 산 생활에 맞추느라고 많은 노력을 다시 하는 가운데 가을도 지나고 추운 겨울도 그대로 견디어 나갔다.

가루를 만들어 봇짐에 지니고서 다니며 먹었다. 이젠 봄도 되고 옷도 나무에 찢겨져서 벗어버리고 옛날처럼 모두 짧게 속옷 모양으로 걸치고 다녔다. 그해 여름에 옛날에 지내던 곳을 곧 찾아 나섰으나 그 산이 그 산 같아서 천신만고 끝에 결국 찾았다.

폭포 물에 목욕을 하고 옛날 생각을 하면서 그 굴에 가서 보니 앞이 다 허물어지고 안이 조그맣게 남았다. 그러나 하나둘은 들어가 앉을 만하고 잘 수도 있었다. 풀을 뜯어다가 말리어 깔고 며칠을 지내니 청산의 나이 스물여섯이 되던 해이기도 하다.
다시 산에 온 지도 일 년이 다된다.

더워서 목욕을 하고 있는데 위에서 누가 보는 것 같아서 폭포 위를 바라보니 스승님이시었다.

반가워서 뛰어 올라가 절을 하니,
"그동안 잘 지내고 왔느냐? 어디 얘기 좀 들어보자."
하시므로 바위에 앉아서 할아버님 뵈온 일과 군에 간 일을 하나도 빼지 않고 말씀 올리니
"세속 속에 빠져서 허우적거리다 왔구나."
하신다.

"많은 죄를 지었사오니 용서하여 주옵소서."
하고 말씀드리니
"지나간 잘못은 없다. 나라에 할 일과 할아버님을 위하여 일을 하였으니 그것도 공부하는 과정이라 생각하고 앞으로 다 잊어버리고 진실하게 닦아 나가면 나중에 다시 빛이 되어 모든 맺음에 베풀어 갚아야 한다."
하시었다.

해도 뉘엿뉘엿 서산 너머로 기울고 해서 스승님과 가루를 먹고 나니
"이제 날 따라오너라."
하신다.

스승님을 따라서 밤길을 얼마를 가니 산 개울이 나타났다. 그 개울에서 조금 쉬었다가 가자고 하시므로 잠시 쉬었다가는 또 한없이 가기 시작하였다. 얼마를 가니 날도 밝으려는 때가 된 것 같다.
그런데 어느 높은 산등성이를 타고서 몇 굽이를 넘어서서 스승님께서 오르시는 대로 따라서 얼마를 올라가니 어느덧 날이 밝아왔다. 이름 모를 산 상봉에 가까이 가니 산봉우리 밑에 굴이 있었다.
그 굴로 스승님께서 들어가시므로 청산도 따라 들어가니, 겨우 두 사람이 누울 정도밖에 되지 않는 굴이었다. 그곳에서 잠시 동안 스승님과 쉬었다가 청산은 큰 스승님에 대한 이야기와 호랑이가 어찌 되었는지 궁금하여 여쭈어보니 스승님께서 말씀하시기를 큰 스승님은 나중에 뵈올 때가 되면 뵈올 것이고, 호랑이는 자기들끼리 잘 살아가고 있으니 앞으로는 그러한 걱정을 하지 말고 부지런히 닦아 나가라고 하시었다.

청산은 할 수 없이 밖으로 나와서 평평한 곳을 골라서

전과 같이 절을 하고서 몸을 골고루 움직여주고 조용히 앉아서 몸을 허공에 높이 띄우고서 깊은 경지로 들어가 닦아 나가기 시작하였다. 얼마를 하다가 기지개를 켜보니 점심때가 훨씬 지났다.

몸 움직임(外功)을 하고 있는데 스승님께서
"이제는 그런 몸 움직임보다는 모든 것을 내 몸과 마음이 하나가 되어 움직이는 것을 해야 한다. 그리고 이제부터는 다른 법을 닦아야 한다."
하시면서
"네 몸과 마음은 하나가 되게 하고(心身一如之境) 다음으로 하늘과도 같이(天人合一) 만드는 것이니 너의 몸을 수천수만으로 보이지 않게 나누어 버린다는 생각을 하고서 전혀 네가 하나로 모이지 않으니 없다는 것을 만들도록 하였다가 다시 모이게[離合集散] 하여라. 생김도 없는 데서 생겼고, 너도 없는 데서 생겼으니 다시 없는 데로 가는 것이다. 그리고 다시 생겨나는 것이다. 그 이치를 잘 알아서 하도록 하여라[歸本]."
하시고서
"내일부터 그대로 하라."
고 하신다.
누가 들으면 몹시도 허망한 얘기가 될 것이고, 말이나 글로서 도저히 될 수도 없는 노릇일 것이다. 그러나 오늘날까지 스승님이 시키는 것이 안 된 일이 없었으며 청산은 몸으로 직접 체득하였으니 이런 세계에 들어와서 닦아 보지 않으면 말도 안 되는 소리를 하고 있다고 할 것이나 직접 수련하여 보면 사람이 못 하는 일이 없다는 것을 비로소 알게 될 것이다.

삼청단법 수련 三淸丹法 修煉

이때부터 스승님께서 가르침을 주신 대로 쉬지 않고 밤중이 조금 지나면 시작하여 점심때가 조금 지나 끝을 내고 어느 때는 좀 늦게도 일찍도 하였다.

하루는 스승님께서
"너는 거기 조용히 앉아서 네 과거를 전부 더듬어 찾아가 보아라."
하시면서,
"모든 생각을 다 버리고 지금 앉은 다음부터 거슬러 올라가 어제 그제 자꾸만 되 거슬러 올라가며 생각을 더듬어 보아라. 몸을 나누고 합치고 하는 수련을 하다가 말이다. 한참씩 하여(回想法) 보아라. 그 법을 깊이 하면 네가 먼 옛날 태어나기 앞의 일도 다 알게 되고 그동안 네가 모르고 있던 것도 찾아서 알게 된다. 나중에는 회상의 상태가 잠시에 훤하게 나타난다. 이것은 누구나 하면 되는 것이다. 그러나 몸과 마음이 밝지 못하면 얼마 더듬어 올라가지 못하고 마는 것이다. 자기 몸의 어디에 이상이 있는 것도 나중에는 스스로 알아내고 어떻게 하면 나아질 수 있다는 것도 알게 되어 그곳에다가 아래 단의 기운을 보내어 치료도 하는 법(流

氣法)인 것이다.

그리고 얼마 지나서 가까운 곳부터 더듬어서 눈을 감고 한없이 보아라. 아무리 먼 곳도 직접 가서 보는 것과 같이 되는 법(透視法)이 있으니 항상 해보고 또 직접 가서 똑똑히 알아보아서 완전하면 그곳에서 무슨 소리가 들리는지 네 마음으로 들어보고 그 소리가 나는 곳도 가서 정말인지 알아보아야 되는 것이다. 그 소리가 나는 것을 듣는 법(遠聽法)이 잘되면 너의 몸을 하늘에 띄우고 수없이 나누었다가 모이게 할 수 있고 지금 네가 닦고 있는 것을 하는 가운데 너의 몸을 수없이 나누어 놓은 것을 멀리도 가까이도 각각 흩어놓았다가 일시에 모이게도 하고, 하늘 높이로도 보내고 하면서 그와 같은 무수한 얼, 넋, 영이 떠 있으면 만나서 이야기도 하여 볼 수 있는 법(無言法)도 되는 것이다. 그 얼, 넋, 영과 말하는 것이나 멀리 있는 사람과 말하는 법(心言法)도 다 같은 것이다. 그리고 얼, 넋, 영이 말하는 것을 듣는 법(音聽法)도 오래 하면 되는 것이다. 앞으로 자주 닦아 나가도록 하고 그악태자의 수련모습을 참작하여라."

하신다.

청산은 돌단의 기를 돌리고 몸을 나누기보다는 그러한 것을 더 열심히 하였다. 처음에는 마음뿐이었으나 나중에는 스승님이 계신 곳을 따라가 보기도 하고, 스승님께서 큰 스승님과 말씀하시는 것을 듣는 것이 어찌나 재미가 있는지 그런 것에만 열중하고 있는데 하루는 스승님께서 오시어

"닦아 나가는데 스스로 이루어지는 것인데, 너는 어찌 삿된 생각으로 하느냐? 앞으로 가끔씩 하고, 닦아 나가는 데 힘쓰도록 하여라. 그러한 술수에 재미를 붙이면 안 된다. 그런 것은 밝음을 닦아 나감에 따라 스스로 얻어지는 것이다. 항상 사람은 그러한 것에 빠져서 헛된 길을 가게 되는 법이다. 그리고 너는 지금 나가서 몸을 물에 담그고 얼마나 있을 수 있는지 하여 보아라." 하신다.

청산은 몸으로 숨쉬면서(皮膚呼吸) 고요히 마음을 가라앉히고 물에 들어가 몸을 수없이 허공에 벌려놓고 또 합쳐도 보고 또 먼 하늘로도 보내고 조금은 근처에도 뿌려 놓기도 하였다. 다시 모으고 수없이 꽉 뿌려도 놓았다가는 모이게도 하는데 답답함을 느끼어 몸을 도로 모아서 물 속에서 나오니,

"아직도 멀었다. 부지런히 더 닦아라. 그런데 몸을 아주 가볍게 닦는 법(輕身法)을 가르쳐 줄 것이니 그것도 가끔 하여라. 우선 몸을 안정시키고 조용히 앉아서 지금 닦는 것을 하다가 조용히 일어나 마음으로 네 몸이 깃털과 같다는 생각을 하여라."

움푹 팬 곳을 가리키면서

"그곳에다 나무를 놓고 넘다가 차츰 가는 나무로 바꾸어 딛고 걸어서 건너기를 하다가 나중에 아주 가는 나무를 놓고 건너가다가 그것도 없이 나무가 있다는 생각만 하고서 건너가다가 그 생각도 없도록 하여라. 그다음에 더 멀리도 걸어가는 것을 닦아 가면 네 스스로 할 것이다. 그다음에는 아무 곳에나 평지와 같이 걸어갈 수 있는 것이다."

라고 하신다.

누가 들으면 정말 말도 안 되는 소리라 할 것이다. 그러나 그렇게 닦는 여러 가지 방법을 청산은 배웠다. 그리고 몇 가지 특수하게 하는 법도 자세히 가르쳐 주시었다.

"그러나 이것도 닦아 가는 데에 나타나는 한 부분밖에 되지 않는 것이니 그런 것에 너무 치우치지 말아야 한다."

고 하시고 며칠 계시다가 또 어디론가 가셨다.

투시법(透視法)으로 따라가 볼 수는 있으나 엄한 분부가 계신 후로는 그런 짓을 하지 않았다. 이러는 동안에 봄, 여름도 지나고 가을이 되었다.

쉬지 않고 닦아 나가는 중 하루는 개울에서 물을 먹고 서 굴 쪽으로 오는데 아주 빨갛게 벗은 사람이 굴 앞을 서성대고 있다. 앞으로 가까이 가니 청산을 물끄러미 바라보다가 힘없이 웃고서 산봉우리 쪽으로 갑자기 뛰어 올라간다.

따라가고 싶으나 무슨 일인지 스승님이 오시면 알아보리라 생각하고 그만두었다. 공연히 따라갔다가 스승님께 꾸중이나 들을 것 같아서였다. 나이가 한 이십 대가 되어 보이고 얼굴은 붉고 눈은 빛났다. 살은 깡마르고 근육은 산의 생활을 하여 균형이 잘 잡혀져 있고, 키는 보통 키였다.

그 이듬해 봄에 스승님께서 이곳에 오시었다. 그동안의 일을 자세히 말씀을 드리는 중 이곳에 어떤 벌거벗은 사람이 아무 말도 없이 다녀갔다는 말씀을 드리고 생김새를 자세히 알려 드리니 한참 들으시고는
"응, 오셨다 가셨군."
혼잣말로 하시고서
"너도 맺음이 있으면 나중에 다시 뵙게 될 것이다. 일찍 자고 일찍 일어나 열심히 닦아라."
고 하시므로 여쭙고 싶은 것이 있으나 말을 하지 못하고 전과 같이 닦아 나갔다.

스승님께서는 며칠 계시다가 어디론가 가시고 청산 홀로 지내는데 그해 여름에 비가 어찌나 오는지 천둥과 번개가 치고 산골 개울물은 불어나 나무가 넘어지고 산사태도 나고 하여 청산은 비가 조금 뜸할 때 나가서 칡뿌리를 해가 질 때까지 많이 캐 가지고 개울에 가서 닦는데 날은 저물어 오고 비는 다시 억수같이 퍼붓는 것이었다.

칡뿌리를 대강 닦고서 굴로 뛰어 들어오는데 굴 안에 누가 있는 것 같아
"누구 와 계시오?"
하고 물으나 아무 대답이 없다. 분명히 누가 있는데 비 오는 밤이라 더욱 칠흑같이 어두운 굴 안에 있는 자가 누구인지 얼른 알 수가 없다.

옆에다 칡뿌리를 놓고서 굴 안으로 들어가려는데 갑자기 안에 있던 사람이 달려들어 목을 누르는 것이었다. 있는 힘을 다하여 쓰러지지 않으려고 발버둥을 쳤으나 어찌나 힘이 강하고, 동작이 민첩한지 목덜미를 잡힌 채 나둥그러지고 말았다.

동시에 목을 눌리고 불시에 공격을 받게 되니 청산은 온갖 힘을 다하여 두 손으로 목을 누르고 있는 손을 밀

어 올리나 도저히 조금도 움직이지 않는다. 오히려 손에 맥이 빠지고 목이 점점 조여 들어올 뿐이다.

이대로 오래 가면 죽을 것만 같다. 잠시 생각 끝에 학골뼈로 미려관을 힘껏 찼다. 그랬더니 조금 손을 늦추어 주는 것이었다. 이때를 틈타서 몸을 비틀며 빠져 나와서 황급히 일어섰다. 그리고는 다시 싸울 준비를 하고 있는데 무슨 이상한 소리로 무어라고 혼잣말 비슷하게 하더니 바깥으로 나간다.

청산은 '이제 살았구나.' 하고서 자리에 주저앉아서 가만히 생각하니 도대체 누구인지 또는 무엇 때문에 나를 죽이려 하는지 알 도리가 없었다.

그러나 조금 지나니 시장기를 느끼어 칡뿌리를 먹고 앉았는데, 또 들어오지 않는가. 얼른 일어나서 굴 벽에 몸을 의지하고 싸울 준비를 하고 있는데 그 사람은 아무 말도 없이 굴에 들어와 앉더니 칡뿌리를 보고는 어적어적 씹어먹는 것이었다.

그제야 청산에게 덤빌 의향이 없나 보다 하고서 칡뿌리를 청산도 먹었다. 자세히 살펴보니 몸에는 실오라기 하나 걸치지 않고 말을 하지 않는 것을 보니 먼젓번에 한 번 왔던 사람 같다. 그렇다면 스승님께서도 존대를 하시던 분이 아닌가? 그런데 왜 나를 죽이려고 목을 눌렀을까?

아무리 생각하여도 알쏭달쏭하다. 청산은 그 사람의 몸 움직임과 칡뿌리를 먹는 것도 한 동작도 놓치지 않고 살피며 먹었다.

한참 있다가 칡을 다 먹고 난 뒤에
"누구십니까?"
하고 물으니 대답이 역시 없다. '아마도 비 오는 소리에 잘못 들었나?' 하고 큰소리로
"누구십니까?"
하니 손을 들어서 밀치려 하지 않는가? 청산도 이번에는 재빨리 팔을 들어 막았다.

청산도 산에서 십여 년간 닦은 몸인데 막은 팔이 어찌나 아픈지 모르겠다. 그러나 억지로 태연한 척하면서
"왜 그러시는지 말씀을 좀 하여 주십시오."
하니, 이번에는 굴 밖으로 나가며 청산을 보고 나오라는 것이었다. 손으로 부르니 안 나간다는 말도, 나간다는 말도 못 하고 있는데 번개같이 손을 잡고 끄는 것이 아닌가.

청산은 할 수 없이 끌려나갔다. 비는 억수같이 퍼붓는데 밖에 나오자마자 주먹으로 면상을 치는 게 아닌가? 청산도 재빨리 손으로 막는데 연이어 손, 발, 머리 할 것 없이 사정없이 때리니 청산도 있는 힘을 다하여 대적할 수밖에 딴 도리가 없었다.

스승님께 그동안 배우고 닦은 힘을 다하여 얼마간 맞고 치고 하는데 한 가지 이상한 것을 발견하였다. 그것은 그분의 높은 도력과 힘에 있어 단숨에 청산을 때려 눕힐 수 있는데 중요한 혈도를 때리지 않고 위험하지 않은 곳과 또 청산이 손으로 막아서 많이 다치지 않을 정도로 여유를 준다는 것을 알았다. 그러나 그 일은 다음 생각이고 우선 들어오는 손, 발, 머리를 막기에 온갖 힘을 다 발휘하였다.

비는 억수같이 퍼부으니 발이 몹시도 미끄럽다. 넘어졌다가 일어나고 일어났다가는 넘어지는데 앞에 있는 사람은 장승같이 서서 조금도 동요함이 없이 청산이 공격을 하면 가볍게 막아낸다.

이렇게 밤새도록 빗속에서 싸우는데 청산이 도술을 부리려 하면 대기차단(大氣遮斷)법을 써서 마음대로 되지를 않으니 이제는 육탄공세만 할 수밖에 없었던 것이다. 청산이 몸을 가볍게 날려 멀리 옮기면 벌써 앞에 와서 가로막고, 몸을 감추는 법(隱身法)을 쓰려면 더욱 밝게 보는 법(顯光宣法)을 하고, 청산이 뜨려고 (飛遠法) 하면 끌어내리는 법(引潛法)을 써 무엇 하나 마음대로 되지를 않으니 마치 꿈에 가위에 눌려서 꼼짝 못하는 격이라 이렇게 치열한 싸움 중에 날이 훤히 밝아올 무렵이 되니 아무 말도 없이 어딘가로 순식간에 없어지니 청산은 그 뒤를 살피려고 따라가는 법(察形明觀法)으로 살피나 이미 흠을 모두 흔들어 놓고 갔으므로(大氣混唇珍法) 보이지 않았다.

할 수 없이 청산도 개울로 내려가 목욕을 하는데 여러 혈도가 몹시 아프다. 아마 간혈을 때린 듯하다. 목욕을 하고 온몸의 기혈을 유통시키고 아픈 상처를 돌리니(流氣法) 모두 정상으로 되었다.

얼마 뒤에 굴에 와서 아침을 먹고 다시 깊은 경지의 수련을 계속하였다. 그동안 누구도 대적할 수 있다던 한참 나이였는데 밤새 꼼짝 못 하고 맞은 생각을 하니 더욱 정진하게 되었다.

여름도 지나고 가을도 지나고 추운 겨울이 되었다. 그동안 가을에 겨울 식량은 많이 장만하여 놓았다. 겨울

어느 날 눈이 많이 와 쌓이고 계속 눈이 와서 밖에 나가지 않고 굴 안에서 수련을 하다가 오후 늦게 눈이 그치어 밖으로 나와 이곳저곳 뛰어다니다가 늦게 굴로 돌아와 막 잠이 들려고 하는데 인기척이 난다.
눈을 뜨고 굴 밖을 보니 누가 굴 안으로 머리를 내민다. 청산은 누워 있는 채
"누구요?"
하면서 일어났다.

그랬더니 손으로 나오라는 시늉을 한다. 밖으로 나가니 분명히 누가 손짓을 하였는데 보이지 않아 사방을 살피는데 바람을 가르고 등 뒤에서 물체가 가까이 접근함을 느끼고 몸을 날째게 돌리며 몸을 날려 멀리 피하였다.

그러자 그 물체는 다시 가까이 빠른 속도로 접근하는 것이었다. 얼핏 보니 먼저 한 번 밤새워 싸운 바로 그분이다. '저분은 나와 무슨 철천지원수를 가졌기에 또 죽이려 하나?' 하고 청산도 이제는 각오를 단단히 하고 덤비어 급소를 향하여 찔러 나갔다. 조금의 여유도 남기지 않고 달려들었다.
그런데 청산의 수련이 높아진 것인지 그분의 힘이 약하여진 것인지는 모르나 여름 장마철 싸움과는 달리

오히려 그분이 몸을 피하기에 바쁘다. 스승님께 배운 모든 법을 총동원하여 짓쳐 들어가며 공격을 하였다.

그러면서
"도대체 댁은 뉘시오?"
하고 악을 썼다. 그대로 대답은 없다. 대답은 산울림뿐이다.

아무 말도 없이 청산의 공격을 막다가 틈만 있으면 이번엔 급소를 향하여 일격을 가하려 든다. 그 전과는 다르다. 그리고 날카롭게 달려든다.

청산도 모든 힘을 다하여 싸웠다. 땅에 발이 닿으면 상당히 미끄럽다. 그러나 이제 청산은 미끄러운 곳에도 평지 같이 다닐 수 있는 단계다.

얼마를 치고 박고 또 막고 하면서 싸우는데 왼손을 번쩍 들고 픽 웃고는 바람같이 사라진다. 청산은 귀신에게 홀린 듯 사라진 방향을 바라보고 한참 있다가 굴로 돌아왔다.

다음날부터 다시 열심히 수련을 하였다. 그러던 어느 날 스승님께서 오시었다.

청산은 반가움에 스승님께 절을 하고 나니,
"그동안 쉬지 않고 닦았느냐?"
하신다.

"예, 쉬지 않고 꾸준히 닦았습니다."
하고는 그동안 두 차례나 벌거벗은 분과 싸운 이야기를 소상히 말씀을 드리니 다 듣고 나시어,
"손을 들 때 몇 손가락을 펴드냐?"
하신다.

그러나 손드는 것만 보았지 손가락을 몇 개나 펴는 것은 못 보았다.
"손가락은 자세히 보지 못하였습니다."
"응, 그래? 그러면 언제 올는지 너도 모르겠구나."
혼잣말 비슷하게 하고는
"열심히 닦아라. 게으름을 피우면 혼난다. 알겠느냐?"
하시는데 청산은 도저히 무슨 말씀인지 모르겠다고 생각하며 궁금하여 다시 여쭈어보려는데,
"이제 너도 다음 것을 배워줄 터이니 추호의 지난 일을 생각지 말고 부지런히 익혀 나가라."
고 하시고는 여러 가지의 가르침을 주셨다.

무진단법 수련 無盡丹法 修煉

청산이 붉 받는 법을 닦기 시작한 지 어언 십칠 년이 되던 해다. 겨울도 지나고 따뜻한 봄날도 지나 무더운 여름 햇볕도 몹시나 따가웠다.

얼마 전 장맛비로 개울물은 아주 더욱 맑아진 것 같다. 여러 가지 지저분한 풀잎이며 나무껍질이 씻기어 내려가서 더욱 깨끗한가 보다. 맑은 물에 목욕을 한바탕 하고 나니 참으로 기분이 상쾌하였다.
바위에서 몸의 물기를 말리고 그 자리에 평평한 곳에 앉아 몸을 수만 갈래로 흩어 놓고 전부 구름과 같이 두둥실 떠다니는 경지에 머물러 있으니 이 상쾌한 참맛을 누가 알리오. 말로는 표현할 수 없는 극경이다. 다시 몸을 모아 돈을 모으면 모을수록 곳은 밝아져서 천지가 환하게 보이고 숨은 한없이 맑고 깨끗하게 위력의 빛이 나가니 이 경지에 들지 않고 어찌 그 참맛(眞味)을 알겠는가.

'벗과 함께 옥쟁반 앞에 놓고 신선주 한 잔 마셔 보지 않고서 어찌 그 참맛을 알리오' 하는 말과 같이 숱한 고생을 이겨내고서 닦아서 얻어 가진 그 행복의 몸과 마음 누가 알리오. 그러므로 오래 닦아서 얻어 가질 수록 '내가 알지 누가 아나' 하는 감탄사가 어느 경지에 가면 스스로 나온다는 것이다.

그날은 자고서 밤중이 지나서 스승님께서 알려주신 대로 꾸준히 하였다.

이 법은 고요히 앉아서 서서히 몸과 마음을 둘로 나누어서 다시 몸은 몸대로 마음은 마음대로 각각 또 수없이 나누었다가 몸은 몸대로 마음은 마음대로 모았다가, 몸과 마음을 하나로 만들었다가는 다시 또 나누었다가 모으고 하는 것이다.

이도 역시 말이나 글로써는 풀어낼 수 없는 것이다(不可解). 그러나 그러한 것을 청산은 쉬지 않고 사철이 바뀌어도 꾸준히 닦아 나갔다. 거기에 아울러서 여러 가지 특수한 법도 익혀 나갔다.

언제나 스승님께서는 아주 세밀하게 설명을 하여 주시고 그대로 하라고 하신다.

먼젓번과 같이 몸과 마음을 함께 나누었다가 합치고 하였으나 이번에 하는 것은 몸은 몸대로 마음은 마음대로 따로따로 나눈다는 것이 차이가 있을 뿐 거의 같은 것이라 볼 것이나 여기에는 엄청난 차이가 온다는 것을 해보지 않으면 알 수 없을 것이다.

몸과 마음을 따로 나누고 또 그것을 수없이 나눈다는 것은 생각부터가 다르며 몸을 그대로 나눈다는 것은 단순한 감을 주게 되는 것이다. 그리고 몸과 마음을 따로 나눈 다음에 그것을 여러 갈래로 나누고서도 하늘, 땅기운에다가 맞추어 그것을 한데 모아서 다시 모았다가 다시 보내는 것이니 그 경지는 다음 단계이다.
이때는 최대 최고의 하늘과 땅기운까지도 끊고(遮斷法) 풀고(散解法) 하는 것을 하게 되는 것이다(眞空丹法).

진공단법 수련 眞空丹法 修煉

이 법을 닦는 것은 먼저 다소나마 밝혀 놓았고 또 진기단법 이상의 수련자에게는 특별한 지도가 필요하므로 청산은 항상 진기 이상의 수련자는 심혼으로 살피게 된다. 그러므로 여기서는 오직 수련의 모습만 간단히 밝히려 한다.

고요히 누워서 몸과 마음을 허공에 높이 띄우고 몸은 몸대로 마음(얼, 넋, 영)은 마음대로 나누어 홀올과 맺어주고 마음도 홀올의 뜻과 맺어주고 한없이 흩어서 먼지도 남지 않게 하였다가(天地人 氣合實) 서서히 허공에 모아 보았다가 몸과 마음도 합하고 다시 몸은 몸대로 마음은 마음대로 나누어 놓고 또 합하고 하는 동안에도 몸과 마음의 변화는 수없이 일어난다.

몸이 한없이 커질 때도, 작아질 때도 어느 때는 하늘의 모든 것을 휘휘 저어 버리려는 생각 등 수없는 변화가 생긴다. 그러한 생각이 들 때는 올바른 지도를 받아야 한다. 그런 생각은 절대로 금물이다.
그러한 것은 하면 안 되는 변화다. 그러한 것을 하면 자기가 먼저 하늘의 고아, 땅의 고아가 되어 모든 공덕

공력이 허사로 되고 만다는 것을 명심(銘心)하여야 하는 것이다.

삼청단법(三淸丹法)부터 거두어 놓고 쓰는 것이기 때문에 무서운 결과를 가져오게 되는 것이므로 아주 몸과 마음을 조심하여야 된다.

그러므로 넷째 단계부터는(眞氣丹法) 청산이 아주 자세한 설명을 법사들에게 지도하게 되는 것이며, 이 넷째 진기단법 단계부터는 헛된 말(失言)과 헛된 생각(虛思), 헛된 행동(虛行)은 절대로 금물이다. 왜냐하면 모든 사람은 눈에 보이는 육체적인 힘은 인정하나 영혼 즉 생명력의 힘은 모르는 수가 있다.

생명력의 힘은 약한 생명력을 순식간에 없앨 수도 있기 때문에 눈에 보이지 않는 것이다 하여 마음으로나 말로나, 손짓 발짓 하나하나에 함부로 다른 사람에 해가 되는 일을 할 때는 다른 사람은 직접 생명과 관계가 되는 무서운 결과를 가져오기 때문에 모든 행동과 말과 마음의 저주 등을 함부로 할 수 없는 것이다. 이러한 차원 높은 과정을 밟아서 나가는데 따라서 무수하게 따로 해내는 법이 있으나 그때그때 따라서 청산은 지도할 것이다.

이러한 것을 닦아 나가는데 하루는 스승님께서

"이제 네 스스로 꾸준히 정성껏 쉬지 말고 배운 것을 닦아 나가도 될 수 있으니 세상에 나가 자유로이 어디 가서든지 배워준 대로 정성껏 닦아 나가라. 닦는데 끝이 없는 법이다."

이때 청산은 몇 해 전에 벌거벗고 몇 차례 나타나 청산을 해하려 하던 분이 생각이 나서

"그분이 뉘신지요?"

하고 여쭈어보았다.

스승님께서는

"그분은 나도 잘 모른다. 나도 사부께 여쭈어본 적이 있으나 사부께서도 훌륭한 가르침을 주시고 또 맺음을 갖는 분이라 하셨으니 너도 맺음이 되었을 것이다. 먼 앞날에 다시 뵈올 때가 있을 것이다.

또 너를 해하려 함이 아니라 너를 시험한 것이다. 손을 들었으니 훌륭하다는 뜻이다. 네가 앞으로 세상에 나갔다가 다시 돌아오면 그때는 함께 지내게 될 것이다. 그리고 내가 그동안 들려준 옛이야기는 잊지 말아라. 최후로 가장 긴 이야기요, 또한 신비스러운 이야기 하나 들려줄 터이니 잘 듣고 기억하였다가 수련해 나가는 데 마음가짐을 삼아라."

<삶의 길>에서 발췌

*청운도인께서는 청산선사에게 원래방 구전도화를 들려주셨다. 원래방 이야기는 청산선사의 책 <삶의 길>에서 볼 수 있다.

3. 벼리, 5도덕 6륜

벼리 - 일화통일·개전일여관·인체주의
5도덕 6륜
국선인의 실천과제

머리 - 일화통일·개전일여관·인체주의

벼리

흔히들 국선도 수련을 하면 저절로 중기가 잡히고,
건곤 원기의 기운이 잡힘으로써
오장육부가 안정이 되고 제자리를 잡게 됨으로
저절로 윤리적으로나 도덕적으로 강인한 인간,
참된 인간이 된다고 생각한다.

물론 누구나 강인한 인간, 참된 인간이 될 수 있다.
하지만 마치 행공 수련만 하면
저절로 고상한 인품을 가지게 될 것이라 생각하거나
무임승차하듯 쉽게 될 것이라 생각하는 것은
오산이다.

모든 것에는 공짜가 없다.
땀 흘리며 연구해야 하고 무던한 노력이 필요하다.

중기를 수련한다는 것은
저절로 중기가 잡히는 것이 아니라
중기의 눈과 마음자세를 가질 수 있는 기반,
즉 그 환경이 마련되는 것이다.

다시 말해 중기단법 수련을 통해
좋은 환경이 만들어졌으니
이제 중기단법에서 익혀야 할 공부를
요리를 잘해서 잘 먹어야 하는 것이 다음 순서인데,
정작 해야 할 요리는 할 생각을 않으니
먹을 음식이 없는 것이다.

<u>스스로 연구하고 노력하여</u>
중기에 필요한 지식과 지혜를 체지체능해야 한다.

그러지 못하는 사람들에게는
"이 사람은 수련한 사람인데 어찌 이런가,
수련한 자가 어찌 이런 행동을 하는가."
하는 평가가 나오게 된다.

누구나 수련을 제대로 하면 되는 것이지만
병행해서 공부도 같이해야 한다.

사부님께서 초기부터 말씀하시길,
윤리도덕의 가치관과 철학 문제는
일화통일 개전일여관과 인체주의 이념으로
해결하고, 행의 어려움 문제는
실천할 수 있는 힘과 용기와 인내심을 키우는
수련으로써 해결할 수 있다고 했다.

이처럼 국선도에는
윤리도덕, 일화통일, 개전일여관, 인체주의라는
우주 자연의 법리에 입각해
인간 세계가 발전하는 원리와 이치에 꼭 맞게 확립된
오래전부터 내려온 기본 법리가 있다.

이 글은 그 오묘하고 현묘한 법리를
풀어서 정리한 글은 아니다.
다만 미약하고 미천 무지한 내가 수련하는 과정에서
사부님 가르침 중 진의의 한 귀퉁이를 발견하고
만지고 경험한 그 내용을 정리한 글이다.

난 그것을 국선도의 "벼리"(綱; 벼리 강)라
표현하고 싶다.
벼리란 물고기를 잡을 때 넓게 펼치는
그물의 손잡이 부분이다.

"그물이 삼천 코라도 벼리가 으뜸이다."
라는 속담이 있을 정도로
벼리는 그물에서 중요한 부분이다.

그물은 사방으로 널리 펼쳐지는 역할을 하지만
벼리는 내가 직접 던지고 당겨서 조정하는
중요한 키의 역할을 수행한다.

그렇게, 벼리라는 단어를 통해
내가 주체적으로 능동적으로 잡고 조정할 수 있는
의지와 동력을 상징적으로 표현해 보았다.

국선도 수행자들이 동반 공부해야 할
벼리를 이야기함으로써,
밝돌법을 전수받고 수도하고 수행해 나가는
모든 수련자들에게
깊고 잔잔한 연못에 돌 하나를 던져
그 파장과 깊이를 느낄 수 있게 하고
이후에 더 많은 사람들이 혜안을 얻고 자각을 통해
더욱 발전할 수 있는 계기가 되었으면 한다.

그런 촉매 역할을 할 수 있기를 바라는 마음에서
다음과 같이 요결해 보았다.

일화통일

일화통일(一和統一)은 도학적인 표현이다.
청산선사가 얘기하는 도학은
어느 철인이나 종교에서 말하는
철리(哲理)를 얘기하는 것이 아니다.

소우주요 제2의 창조주인 인간의 입장에서
우주 자연이 변화하는 법도와
생생하는 원리에 입각해
자연의 순리에 순응하면서도 자연을 이롭게 하고
인간을 이롭게 하는 것을 얘기한다.

모든 것을 똑같은 것으로
획일적으로 만들려 하는 일화가 아니라,
각각의 다름을 인정하고 존중하는 일화로써
자연의 큰 포용심을 닮아 나가는
그런 통일적 운동을 실천해 나가자는 것이
바로 일화통일이다.

그간 인간사회에서 '평화(平和)'라는 단어는
줄곧 써온 말이지만,
도학에서 볼 때 '평(平)'은 그리 멋진 의미가 아니다.
모든 것을 똑같이 만들자는 기운이
내포되어 있기 때문이다.

자신들처럼 같아지기를 원하고 강요하고 침범하여
내 것으로 만들고,
공장에서 물건을 찍어 내듯 모양도 생각도
내 것과 같아지게끔 교육하고,
좀 작거나 크거나 다르면 인정하지 못하고
칼로 잘라내 없애려 한다.

'평'은 늘 갈등과 상처, 피를 동반하게끔 되어 있고
불평등하거나 불합리하거나 조화롭지 못한 상황이
발생하면서 나와 다르니 다른 것은 틀린 것이라 하는
구조가 나오게 되어 있다.

하지만, 일화통일에서의 '일화(一和)'는
다를 수밖에 없는 이유를 깨닫고 인정하여
하나로 화합하자는 것을 말한다.
서로가 다르지만 서로 연결되어
하나와 같은 모습임을 의미한다.

이제 우리 인류도 다양한 시도를 다 해 보았다고
생각한다.
근현대에 와서만도 공산주의, 자본주의, 사회주의,
자유주의, 신자유주의의 실천과 결과들을
우리는 충분히 경험하며 살아왔다고 생각하다.

이미 우리 사회 곳곳에서는 인류의 진화 발전 속에서
일화의 에너지가 스스로 생겨나고 있다.
대중들은 이제 '틀림'에서 '다름'으로
인식의 변화를 해 나가고 있다.

생명체 본연에서 발열되는 일화라는 대전제가
오랜 역사의 묵은 물건이라고 창고에 놓지 말고
이제 밝음을 깨우치자.

또한 우리 인류는 자연과 함께 조화롭게 살아야
공존할 수 있다.

이제 홍익인간 재세이화의 목표 아래
오랜 역사 속 도학 하는 수많은 수도인을 통해
전수되어 온 일화의 마음으로
인류가 화합하는 운동을 전개해야 할 때가
감히 와 있다고 나는 생각한다.

개전일여관

개전일여(個全一如)는 큰 것과 작은 것,
열린 것과 닫힌 것,
높은 것과 낮은 것,
많은 것과 적은 것,
부분과 전체 등
천지 안에 모든 것은 서로 보이게, 보이지 않게
유기적으로 연결되어 있어서
개인은 전체 안에서 의미를 가지게 되고
개인 안에 전체가 응축되어 있다는 것을 뜻한다.

'하나가 되는 것이 아니라 하나와 같다.' 하여
'일여(一如)'라 하고,
'보이는 모든 게 똑같은 하나가 아니라
하나와 다름없는 하나이다.' 라는 뜻이므로
모든 것을 분리해서나 단절해서 생각하지 말아야
하는 것이다.

개전일여의 철학은 일화통일의 도학적 표현을
현대 사회 철학으로 표현한 것이다.
그 의미와 내포된 정신은 같다고 볼 수 있다.

하지만 글자로만 비교하면
일화통일이 더 큰 범위라 생각된다.

일화통일의 생명·생생의 법칙과 개전일여의
'나와 우리는 알고 보면 둘이 아니고 하나이다.'
철학은 상통한다.

비록 모양과 내용이 다를지라도
인간생명체라는 존엄성과 의의는 공통적이다.

똑같은 하나는 아니지만 하나와 같다는
동질성에 기반한 철학을 가지고
서로 반목을 버리고 인간존엄의 동질성을 회복하는
화해와 화합의 운동으로 모두가 하나같이 화목하게
살 수 있도록 해야 할 것이다.

이런 삶의 실천관을 청산선사께서는
간단히 일화통일 개전일여관(個全一如觀)이라고
표현하셨다.

인체주의

인류는 오늘날 민주주의라는 깃발 아래
자본주의 이념을 가진 대륙과
공산주의 이념을 가진 대륙이
치열한 경쟁을 하며 살아왔다.

하지만 여기에는 인간의 욕심이 초래한
자연의 흐름과 역행하는 결과가 동반되고 있음을
우리들은 이미 느껴서 알고 있다.

마치 온 세상을 기독교 나라로 만들자고 하거나
불교의 나라로 만들자고 하는 얘기와 다름없다
할 수 있다.

결론적으로 불가능한 것임을 알면서도
여전히 치열한 경쟁이 계속되고 있다.

그 사이, 양 진영 경쟁 다툼의 틈바구니에서
무고한 시민들만 고생하며 살아가고 있다.

이에 고대에서부터 내려오는

우리 민족의 정체성과 정신이 깃든
"홍익인간 재세이화"의 이념 아래
도인들이 얘기하는 인체주의를 소개하고 권해 본다.

인체주의는 글만 봐서는
마치 고상한 인간이 낮은 차원의 육체를 가지고
동물처럼 살아가란 말이냐고 생각될 정도로
받아들이기 어려울 수 있는 용어지만,
그렇게만 생각해서는 안 될 것이다.

한 마을에 상류층부터 중산층, 소외계층까지
다양한 환경의 시민들이 살고 있는 모습을
가정해보자.
정부의 시책은 어느 층에 맞추어 시행되어야 할까.
이는 오늘날 나라마다 존재하는
고민과 갈등의 뿌리가 아닌가 싶다.

각기 다른 요구를 가진 사람들 모두
똑같이 육체를 가지고 사는 사람들이다.

육체가 불편하면 정신도 힘들어진다.
그래서 몸이 힘들고 마음이 힘들면
불편, 불만, 불평등을 외치게 된다.

모두가 만족할 수 있는 지점을 찾아내어
실행하자는 것이 인체주의이다.

모든 인간은 그 존엄성이 있고
생명 하나하나는 모두 소중하다.

색이 다르거나 모양이 다르다고,
못 배웠다거나 생각이 다르다고,
목표가 다르다고 해서 무시하고 멀리하고
다른 쪽을 없애 가며 살아갈 수는 없는 것이다.

낙오자 없이 함께 행복하게 살아갈 수 있으려면
모두가 받아들일 수 있는 기준이 있어야 한다.

마을의 상황도 마찬가지라 생각한다.
마을 사람들 모두가 이해하고 공감할 수 있고
몸과 마음이 편안한 것에 맞추어 실행하여야
하는 것이다.

우리는 몸을 가져 있는 것을 인간이라 하고
몸이 없는 것은 귀신이라 한다.
곧 모든 인간이 가진 공통점은
인체를 가지고 있다는 것이다.

새끼발가락 작은 발톱 어딘가에 문제가 생겨도
오만가지 인상을 찌푸리게 되는 것이 인체요,
마음의 작은 멍울도 온몸에 작용하기 때문에
세계의 여러 민족이
각자의 다양한 이념들을 갖고 있겠지만
인체라는 공통성에 기반한 인체주의 이념에 입각하면
지금의 시대가 절실히 필요로 하는
인류의 대화합을 할 수 있고
국가별, 민족별 크고 작은 분쟁조차
해결할 수 있다고 보는 것이다.

또한 자연과 인간의 조화문제,
사람이 만든 과학기술로 인한
이로움과 해로움의 문제,
이념과 종교 간의 갈등 문제들 대부분이
해소될 수 있으리라 생각된다.

한마디로 사람 중심의 가치관을 가지고
모든 것을 풀어나가자는 것이다.

하지만 인체주의는 인간의 몸을 기본 중심으로
매우 현실적이고 실제적으로
모든 상황에 접근하는 것이고,

그런 점에서 주로 인간의 사상, 마음과 정신에 기반한
무형적·이상적 가치를 가지고 접근하는
인본철학이나 여타 사상과는 다르다.

마음이나 정신은 무형이고 형체가 없기 때문에
결과적으로 허상이 현실화될 수 없다.

수만 년 인류 역사 속에서
작은 사상은 큰 사상에 잡히고
약한 사상은 강한 사상에 먹히고 하며
인류는 발전해 왔다.

이제 우리 인류는 무수한 시행착오를 경험한
성숙한 인류이다.
그렇기에 이제는 모두가 공통으로 갖고 있는
인체를 중심으로 인체와 생명체의 유익함을 추구하며
모든 상황들을 분석하고 접근하면
피부색이나 빈부차이, 환경차이에서 오는
모든 갈등이 해소될 수 있으리라 생각한다.

사람이란 누구나 건강하게 오래 살려는
바람을 갖고 있듯이
건강, 환경, 과학기술, 사회 문제 등도

이 원리와 일여에 입각해서 풀어내면
모두가 만족할 수 있는 결과물이 나올 수 있다고
생각된다.

인체주의는 인류의 밝은 미래를 위한 대안이자
지구촌에 현존하는 다양한 문제를 풀어낼 수 있는
열쇠라고 해도 과언이 아니다.

우리 인류는 이미 지난 수천 년 동안 발전해 오면서
끊임없이 최고의 이념을 찾고
무수한 시도와 경험을 통해
문제를 해결해 가면서 살아왔다.

이에 수많은 종교 이념이 탄생하였고
공산주의나 자본주의 이념과 같은
사회적 이념을 체험하였다.

하지만 현재까지 나온 이념들에 대해
이제는 너도 나도 그 한계와 깊이를 경험하고 있다.

환경, 과학, 사회, 정치 등 모든 분야에서
그 사각지대를 느끼는 많은 대중들 스스로가
마음과 몸으로 직접 느끼고 체험하고

창의적인 발상을 통해 하나하나 발전시켜 나가며
사람과 자연 사회와 만물이 다 함께 잘 살 수 있는
대안들을 우리 스스로 만들어 내고 있다.

대중이 이같이 느끼고 바른 답안이 생성되는 것은
정부나 대철학자들이 그 대안들을 제시하여
그 생각이나 사상이 주입되거나
각인되어 되는 것이 아니라
오직 사람들이 생활 속에서
직접 몸과 마음으로 체험한 것으로 인해
자연발생적으로 나오고 있다고 봐야 할 것이다.

인체주의는 이미 이같이 많은 분야에서 발생하고
나타나면서 인류가 가야 할 길을 제시하고
있는 것이다.

이 모든 현상들을 결국 인체주의의 결과물이라
할 수 있다.

우리는 이렇게 온 인류가 자연스럽게 선택하고 있고
조화로운 세상을 만들어내는 데 중요한 척도가
될 수 있는 인체주의 철리를 인지하고 보다 구체적이고
세밀한 연구를 할 필요가 있다고 생각한다.

5도덕 6급

5도덕 6륜

오행(五行)이란 광활한 우주에 떠 있는 지구,
그 위에 살고 있는 우리 인간 입장에서 바라본
우주의 변화이자 자연의 이치를 설명한 것이다.

인간의 입장에서 하늘의 변화를 바라보니
오행의 원리를 알 수 있었고
그 오행의 원리로 하늘의 변화를 보니
오운(五運)의 모습으로 변화를 하고 있었다.

하늘의 오운 변화가 지상(땅)으로 내려오니
변화의 질서가 변화하더라.
그 변한 모습이 육기(六氣)의 모습이다.

하늘의 상(像)은 천(天)이라 하고
형(形)은 건(乾)이라 하며
땅의 상(像)을 지(地)라고 하고
형(形)을 곤(坤)이라 한다.

인간의 입장에서 하늘, 즉 건의 변화를 관찰하니
오운으로 변화하고 그 오운이 지상, 즉 곤으로
내려오니 육기로 변화하는 것이다.

인간은 천지 대자연의 변화를
사람 중심에서 보는 것이 맞고,
사람이 건강하고 온전하게 성장하려면
자연과 우주변화에 부합하여야 되는 것이다.

결론적으로 말하자면,
우주 대자연은 무극에서 태극으로,
태극에서 황극으로,
무한 반복하며 쉬지 않고 변화하여
우주의 정신을 천지만물에 깃들게 하고 있고,
그 모습을 사람이 분석해보니
음양 오행의 모습으로 분석이 되었고,
그 음양오행의 이치로 보니
하늘엔 오운이 있고 땅에는 육기가 있다고
분석이 된 것이다.

이 오운 육기의 원리가 우리 몸에 적극적으로
합치되도록 반복하며 수행하는 것이
곧 밝 받는 법 단전 행공법이다.

소우주인 인간의 신체에도 건·곤의 기운이 합일하고
인간의 성품에도 오운 육기의 변화와 같은
이치가 적용되니, 오운이 오도덕으로,
육기가 육윤리로 실천될 수 있다.

수행자는 건전하고 상식이 있으면서
고상한 인품을 가질 수 있도록
오도덕 육륜을 잘 지키고 훈련하여,
사람이 모여 사는 사회 속에서
바른 눈, 바른 생각, 바른 행동을 함으로써
밝도를 닦는 풍치 있고 멋진 사람으로
품위를 잃어버리는 일이 없어야 하겠다.

여기 간단한 도표로 오운과 육기의 변화를
정리해 보았다.

그리고 그 변화의 모습이 사람에 투영되어
오도덕 육륜으로 부합되는 모습도
도표에 함께 정리하였다.

밝 받는 법을 닦아 나가는 국선의 수행자들은
행공만 하면 저절로 된다는 생각은 버리고
스스로 갈고 닦아 연구하며 요리하듯 노력하며
배움을 얻어 가져야 한다.

국선인이라면
반은 오도덕 육륜으로 무장되어 있어야 하고
반은 단전 행공법으로 무장되어 있어야 한다.

한쪽만 치우치거나 대충하면
부족한 열매를 얻을 뿐이다.

5도덕 6흠 도표

천지에 오운 육기가 있고
인체에 오장 육부가 있고
사람과 사람이 모여 살아갈 때에는
오도덕 육륜이 있다.

이 자연의 법리에서 나온 원칙을 실천하면
조화요 일화요 생생의 모습으로
만물의 영장으로서
행복을 동반한 삶을 살아가겠지만,
일화로서 조화롭게 실천하지 못하면
약육강식의 법칙만이 있는
저급한 동물이 사는 세상을 면치 못하리라 생각한다.

수행자로서의 삶을 닦아 나가시는 데에 있어
중심에 있었지만 발견 못 한 이 빛들을 발견하시어
깊이 있는 혜안을 열어 가시길 바란다.

5도덕 ^{五道德}

오도성(五道性)을 실천하는 상(像)을
덕(德)이라 하여 오도덕(五道德)이라 한다.

오도덕(五道德)				
수(水)	화(火)	목(木)	금(金)	토(土)
지(智)	예(禮)	인(仁)	의(義)	신(信)

춘목 (春木)	하화 (夏火)	장하토 (長夏土)	추금 (秋金)	동수 (冬水)

6륜 六倫

육기(六氣)의 실천하는 상(像)을 륜(倫)이라 해서 육륜(六倫)이라 한다.

육륜(六倫)					
궐음풍목 厥陰風木	소음군화 少陰君火	태음습토 太陰濕土	소양상화 少陽相火	양명조금 陽明燥金	태양한수 太陽寒水
성심 (誠心)	경천 (敬天)	충국 (忠國)	효친 (孝親)	친화 (親和)	진실 (眞實)

55도덕 | 수 水

오운(五運)

수(水)

수(水)는 음(陰)이니 중(重)한 액체요, 성(性)은 정(靜)이다. 정(靜)하면 수(水)가 생(生)한다. 고(固)하고 한(寒)하고 강하(降下)하고, 부착(附着)하고, 암흑(暗黑)하고, 수렴 폐장(收斂 閉藏)이 모두 수성(水性)이다.

수(水)의 함미(鹹味)는 일양성(一陽性)으로 연(軟)하고 생(生)하고, 빛은 음수성(陰水性)으로 음암(陰暗)하고 흑(黑)이니, 음성(陰性)이 폐색(閉塞)한 내리(內裡)의 그늘이다. 일체(一切) 만유(萬有)의 짠맛[함미(鹹味)]은 수성(水性)이요, 그늘의 검은[음흑(陰黑)]것은 고요에 머물러[지정(止靜)] 있는다.

수중(水中)의 일양(一陽)은 생장(生長)의 양(陽)이니 지선(至善)한 선종(善種)이다. 성(性)이 부드럽고[연(軟)], 뜻이 있고[유정(有情)], 밝고[명랑(明朗)], 맛[미(味)]은 짜다[함(鹹)].

오행(五行)

지(智)

지(智)는 원만한 의지의 사고량(思考量)이니 심성(心性)의 의지(意志)가 되고, 지(智)가 있음으로 하여 지감(知感)이 된다.

춘목(春木)

분발(奮發)하는 의기(意氣)로서 용력 용출(勇力湧出)하는 것을 생(生)하는 상태로서 양(陽)의 활동을 시작하는 것이 목기 활동(木氣活動)이다. 목기(木氣)는 수(水)를 득(得)하여 생장(生長)하므로 수생목(水生木)이라 하고 절기(節氣)로는 춘(春)의 기(氣)다. 그러므로 춘목(春木)이라 한다.

5도덕 | 화(火)

오운(五運)

화(火)

화(火)는 양(陽)이니 경(輕)한 기체요, 성(性)은 동(動)이다. 동(動)하면 화(火)가 생(生)한다. 연(軟)하고 열(熱)하고 승상(昇上)하고 비산(飛散)하고 명광(明光)하고 발달개설(發達開泄)이 모두 화성(火性)이다.

화(火)의 고미(苦味)는 이음성(二陰性)으로 견(堅)하고 사(瀉)하고, 색(色)은 양화성(陽火性)으로 양명(陽明)의 적(赤)이니 양성(陽性)이 개발(開發)한 외표(外表)의 볕이다. 일체 만유의 고미(苦味)는 화성(火性)이요, 양광(陽光)은 행동(行動)한다.

화중(火中)의 이음(二陰)은 살멸(殺滅)의 음(陰)이니 지악(至惡)한 악성(惡性)이다. 성(性)이 굳세고[견(堅)], 뜻이 없고[무정(無情)], 어둡고[암흑(暗黑)], 맛[미(味)]은 쓰다[고(苦)].

오행(五行)

예(禮)

예(禮)는 분명한 조리(條理)의 관찰력이니 심성의 조례(條禮)가 되고, 예(禮)가 있음으로 하여 분변(分辨)이 된다.

하화(夏火)

목기(木氣)에서 분열(分裂)하기 시작하는 때가 이르게 되면 그것은 화기(火氣)에 속하며 분산(分散)을 위주로 하는 기운의 작용이며 목(木)에 근(根)을 두고 나타난다. 화(火)는 무엇에 의지하지 않고는 존재할 수 없는 까닭이다. 목근생화(木根生火)하므로 목생화(木生火)라 하며 노쇠(老衰)의 바탕이다. 절기로는 하(夏)가 되므로 하화(夏火)라 한다.

5도덕 | 목木

오운(五運)
목(木)

목(木)은 일(一)이 장(長)하여 삼(三)이 된 것이니 양(陽)이요,
수(水)를 흡승(吸昇)하고 생장 발달하는 것이 성(性)이다.
일삼(一三)이 양(陽)이므로 목질(木質)은 연(軟)하고
온(溫)하고 섬유질(纖維質)이요 경(輕)하다.

삼목(三木)은 일수(一水)가 재중(在中)이므로 일수(一水)가
미(味)요, 외목(外木)이 색(色)이다. 그러므로 목(木)의
산미(酸味)는 일수음(一水陰)의 흡수성(吸收性)이요,
색(色)은 삼목(三木)의 생장기(生長氣)인 청(靑)이다.
일체(一切)의 산미(酸味)와 청색(靑色)은 목성(木性)이다.

목중(木中)의 음수(陰水)는 생(生)하는 질(質)[생질(生質)]의
음(陰)이니 성(性)이 닫으며[폐색(閉塞)], 흡수(吸收)하고,
일양(一陽)의 생기(生氣)가 있고, 맛[미(味)]은 시다[산(酸)].

오행(五行)

인(仁)

인(仁)은 생생 활기(生生活氣)의 지선(至善)한 양심이니 심성의 인(仁)이 되고, 인성(仁性)은 생에 대한 절대적 욕망의 본성이 된다.

장하토(長夏土)

금(金)의 견렴(堅斂)과 화(火)의 분열상쟁(分裂相爭)을 막는 토(土)로서 절대 중화지기(絶對中和之氣)며 생장 발전(生長發展)의 편(便)도 아니고 수장(收藏)인 멸수(滅遂)의 편(便)도 아니며 정적(靜的)인 음작용(陰作用)도 동적(動的)인 양작용(陽作用)도 아닌 중기(中氣)다. 토(土)란 화기(火氣)가 무한 분열(無限分裂)할 때 자생(自生)하는 기운이므로 화생토(火生土)라 하고 절기로는 하(夏)와 추(秋)의 중(中)이다. 그러므로 장하토(長夏土)라 하는 것이다.

5도덕 | 금(金)

오운(五運)

금(金)

금(金)은 이화(二火)가 강(降)하여 사금(四金)이 된 것이니 음(陰)이요, 화(火)를 내장(內藏)하고 수렴 견고(收斂堅固)하는 것이 성(性)이다. 이사(二四)가 음(陰)이므로 금질(金質)은 견(堅)하고 냉(冷)하고 금석질(金石質)이요 중(重)하다.

일체(一切)의 신미(辛味)와 백색(白色)은 금성(金性)이다. 음(陰)이 승발(昇發)하여 출(出)하면 청홍(靑紅)의 기색(氣色)이 외현(外現)하는 것이니, 청(靑)은 발생(發生)의 색(色)이요, 홍(紅)은 진발(盡發)의 색(色)이며, 음(陰)이 수렴(收斂)하여 입(入)하면 기색(氣色)이 내입(內入)하며 백(白)은 무색(無色)의 청량색(淸凉色)이요, 흑(黑)은 진입(盡入)의 사장색(死藏色)이다.

금중(金中)의 양화(陽火)는 행기(行氣)의 양(陽)이니 성(性)이 발산(發散)하고, 유통(流通)하고, 이음(二陰)의 살기(殺氣)가 있고, 맛[미(味)]은 맵다[신(辛)].

오행(五行)

의(義)

의(義)는 적의 제재(適宜制裁)의 정당(正當)한 조치(措置)이니 심성의 의(義)가 되고, 의성(義性)은 불선(不善)과 부당(不當)한 것을 억제한다.

추금(秋金)

성질은 견렴(堅斂)을 위주로 하는 기(氣)며 금기(金氣)는 표면을 견변(堅變)하면서 양(陽)을 포용(包容)하는 역할을 하는 기(氣)로서 토기(土氣)로부터 생(生)하므로 토생금(土生金)이라 하고 절기로는 추(秋)의 기(氣)다. 그러므로 추금(秋金)이라 한다.

55도덕 | 토 $^±$

오운(五運)

토(土)

토(土)는 음(陰)이니 일수(一水), 이화(二火), 삼목(三木), 사금(四金)이 단합한 일괴(一塊)다. 그러므로 지중(至重)한 실체(實體)요 음양이 합실(合實)한 일기(一氣)의 단합체다.

토(土)의 감미(甘味)는 오양(五陽)의 평화(平和)인 보기성(補氣性)이요, 색(色)은 음토(陰土)의 중화색(中和色)인 황(黃)이다. 일체(一切) 만유의 감미(甘味)와 황색(黃色)은 토성(土性)이다.

토중(土中)의 양성(陽性)은 음양(陰陽)이 합실한 양(陽)이니 유선 무악(有善無惡)하고 화악 위선(化惡爲善)하고 화독 무독(化毒無毒) 하는 중화성(中和性)이 있고 양지 양능(良知良能)이요, 신성(神性)이 있고 맛[미(味)]은 달며[감(甘)] 생(生)하여 유(有)한 것을 선(善)이라 하고 멸(滅)하여 무(無)한 것을 악(惡)이라 한다.

오행(五行)

신(信)

신(信)은 의지(意志), 조리(條理), 지선(至善), 정당(正當)이 단합하여 일심(一心)이 되어서 항구적(恒久的) 행동의 신(信)이다. 신(信)이 없으면 진실이 아니다.

동수(冬水)

응고(凝固)가 심(甚)하여 용력(湧力)을 잠장(潛藏)하고 뜻을 이루어 내지 못하고 목기(木氣)에서 생(生)하기 때문에 수생목(水生木)이며 수기(水氣)는 목(木)의 모체(母體)인 동시에 유(有)의 기본이며 형상계(形象界)의 모체도 된다. 절기로는 동(冬)의 기(氣)라. 그러므로 동수(冬水)라 하는 것이다.

6류 | 궐음 풍목 厥陰風木

육기(六氣)

궐음 풍목(厥陰風木)

궐음(厥陰)은 지음(至陰)이라는 뜻이니 지하 최저(地下最低)를 지음이라 한다. 육기(六氣)를 지기(地氣)라 하는 것은 지하지상(地下地上)의 기운과 형체내외(形體內外)의 음양을 주(主)하는 까닭으로 유형(有形)한 음체(陰體)를 표준(標準)한 것이다. 동지 자반(冬至子半)에 일양(一陽)이 생(生)한 후 약 30일을 전후하여 천시(天時)는 춘목(春木)의 운(運)이 들고 지하의 궐음(厥陰)은 지음중(至陰中)에서 온기(溫氣)가 생(生)하여 생의(生意)가 맹동(萌動)한다.

풍(風)은 목성(木性)이요 상화(相火)의 생발(生發)하는 기운이며 또 모든 생물이 음정(陰靜) 중에서 진동 발작(振動發作) 하는 것이 된다. 기후는 동말 초춘(冬末初春)이요 인신(人身)은 장(腸)의 지음(至陰)[하단전(下丹田)] 중에서 상화(相火)가 승발(昇發)하는 것이다. 그러므로 궐음(厥陰)을 풍목(風木)이라 한다. 궐음(厥陰)은 이음(裏陰)의 표양(表陽)으로 나오는 초기(初氣)의 명칭이다.

육윤리(六倫理)

성심(誠心)

성심은 사람이 천리(天理)를 따르고 인도(人道)를 행하고자 하는 올바른 주체적인 마음의 자세다. 수도자는 만사에 성심성의로 임하여야 한다.

6륜 | 소음 군화 ^{小陰君火}

육기(六氣)

소음 군화(小陰君火)

소음(小陰)은 상화(相火)가 초승(稍昇)한 지중(地中)이니 초목(草木)은 근주(根株)에서 완전한 생의(生意)가 발(發)하여 수승(水昇)이 된다. 이때는 대기(大氣)의 음양이 교태(交泰)되는 시절이다.

군화(君火)는 수화 음양(水火陰陽)이 합실하여 동식(動識)의 신성(神性)을 가진 명칭이다. 일체 생물은 이 군화(君火)의 정신이 있어 생장(生長) 한다. 군화(君火)는 음양의 교태(交泰)로 성립하는 생리(生理)이니 이것을 수화 교제(水火交濟)라 하고 생물체는 이 군화(君火)의 기관(器官)들이 먼저 성립하며 일신(一身)의 중심 기관(中心機關)이 된다. 대기(大氣)는 대기의 군화(君火)가 있고 동물은 동물의 군화(君火)가 있다.

육윤리(六倫理)

경천(敬天)

경천은 천리를 따르는 수도자의 귀본적(歸本的) 정신이다. 수도자는 항상 하늘의 뜻을 받들어야 한다.

6류 | 태음 습토 太陰濕土

육기(六氣)

태음 습토(太陰濕土)

음양(陰陽)이 교태(交泰)하여 수화(水火)가 상반(相半)하면 습(濕)이 생긴다. 습(濕)은 수화 교합(水火交合)으로 생(生)하는 윤습(潤濕)한 기운이다. 태음(太陰)은 지면(地面)이니 천지교태(天地交泰)가 되면 지상(地上)의 기후는 동음(冬陰)의 한빙(寒氷)이 진해(盡解)하고 지면(地面)이 윤습(潤濕)하며 지중(地中)의 생물은 윤습(潤濕)이 충만하여 생장(生長)한다.

만유 생물이 토기(土氣)를 득(得)하여 생성한다. 그러므로 천시(天時)의 오운(五運)은 장하 유월(長夏六月)이 습토(濕土)가 되어서 하추(夏秋)의 중간 기후(中間氣候)가 된다. 유월이 수습(水濕)이 많고 장마철이 되는 것이 습토(濕土)의 천후(天候)이기 때문이다. 지기(地氣)의 육기(六氣)는 지(地)의 형질(形質)이니 지(地)의 습토(濕土)는 동춘간(冬春間)을 차지하고, 신(新)과 구(舊)를 상계(相繼)한다. 그리고 해빙기(解氷期)에 지중(地中)이 수습(水濕)한 것이 습토(濕土)의 지기(地氣) 때문이다.

육윤리(六倫理)

충국(忠國)

충국은 국민 생활의 기본적 사상이니, 나와 나라는 둘이 아니다. 나라는 나를 위하고 나는 나라를 위하여 살아야 한다.

6류 | 소양상화 少陽相火

육기(六氣)

소양 상화(少陽相火)

양(陽)이 점장(漸長)하여 지상(地上)에 올라서 성(盛)하면 초목의 생장이 무성(茂盛)한다. 무성은 열화(熱火)의 기운이다. 소양(少陽)은 지상(地上)의 초(初)이니 이때에 지상 기후(地上氣候)는 열화(熱火)가 성(盛)하고 서(署)의 기후로 된다. 초목은 무성하고 일체 만유가 개설(開泄)과 발신(發伸)이 된다.

그러므로 소양(少陽)이 제4차로 되고 기(氣)는 상화(相火)다. 상화(相火)는 열(熱)을 발(發)하는 화(火)이다. 소양(少陽)은 지상 지하(地上地下)의 중간이요 반상 반하(半上半下)의 위치가 된다. 열(熱)과 서(署)는 동일한 기운이고 이기(二氣)가 아니다.

육윤리(六倫理)

효친(孝親)

효친은 인륜(人倫)의 기초요 민족 정신의 기반이니 선조(先祖)의 유덕(遺德)이 여기에서 계승 발현(繼承發顯)된다. 우리는 항상 선조의 은공(恩功)을 잊지 말아야 한다.

6류 | 양명 조금 陽明燥金

육기(六氣)

양명 조금(陽明燥金)

양(陽)이 지상(地上)을 올라와서 초구(稍久)하면 양열(陽熱)이 항극(亢極)하여 노염(老炎)이 된다. 제5차의 지기(地氣)는 지하(地下)로부터 승상(昇上)한 양의 양화(陽火)와 지상양계(地上陽界)의 양화(陽火)가 양상 합세(兩相合勢)하여 양양(兩陽)이 합명(合明)한 까닭으로 양명(陽明)이라 명칭하고 지상 기후(地上氣候)는 양양(兩陽)이 염열(炎熱)로 조(燥)하여지고 또 양진(陽進)이 상(上)에서 항극(亢極)하면 내부의 이하(裏下)는 음기(陰氣)가 생(生)한다. 이것은 음양변화의 원리다.

그러므로 양명(陽明)이요 조금(燥金)이라 한다. 하말 초추(夏末初秋)의 삼복(三伏)이라는 계절이 있으니 삼복은 양금(涼金)이 내부에 복(伏)하여 온다는 것을 알리는 명칭이다.

육윤리(六倫理)

친화(親和)

친절(親切)과 화합(和合)이니, 모든 미덕(美德)의 으뜸이 된다. 화합은 친절에서 이루어짐을 명심하여야 한다.

6륜 | 태양 한수 太陽寒水

육기(六氣)

태양 한수(太陽寒水)

내부의 양금(涼金)은 날로 성(盛)하고 외부의 양화(陽火)는 날로 쇠(衰)하여 양(陽)이 다시 전진(前進)하지 못하고 반하(反下)하여 속으로 든다. 이때의 천시(天時)는 음한(陰寒)하고 초목은 양성(陽性)이 귀근(歸根)하고 낙엽이 되고 한수(寒水)의 정(靜)이 된다. 이 기간을 동면(冬眠)이라 한다.

국선도 선법 수련(仙法修煉)은 사시(四時)를 순응하여 자연을 따라 진실하게 실행(実行)으로 행공하면 성공이요, 부족이 있으면 선법(仙法)이 아니다. 그러므로 천지인(天地人) 합일로 조화 선경(造化仙境)의 경지를 체득하면 선인(仙人)이 되며 공중의 진(眞)과 진중(眞中)의 공(空)이 합실하여 양기(兩氣)가 상합(相合)하면 진실(眞實)이요, 공진(空眞)이요, 진기(眞氣)요, 기류(氣流)요, 유수(流水)요, 수평(水平)이요, 평화(平和)요, 화락(和樂)이요, 낙원(樂園)이요, 만유 일기(萬有一氣)에서 생성하니 일화 통일(一和統一)이 있을 뿐이다.

육윤리(六倫理)

진실(眞實)

진실은 성심(誠心)·경천(敬天)·충국(忠國)·효친(孝親)·친화(親和)를 진실되게 실행하는 것이니, 진실된 행위가 아니면 가유(假有)[가면(假面)]이니, 진실한 행동이 수도자의 으뜸이 된다.

국선인들의 실천과제

국선인들의 실천과제

아무리 절을 많이 짓고 목탁 치며 염불하고
수없이 경문을 외운다 한들,
불법의 오묘한 법리를 닦지는 않고
나쁜 마음으로 행동한다면 무슨 소용 있겠는가.

아무리 주일마다 교회에 나가서
적극적으로 기도하고 속죄한들
평상시에 기독교의 참사랑을 실천하지 않으면
기독의 진리인 그 참사랑이 어찌 실천될 수 있겠는가.

마찬가지로 국선도 수련자들도
일화통일의 우주정신을 닮아가고
개전일여관 인체주의 이념을 실천하며
오도덕 육륜의 덕성으로 자신을 갈고닦지 않고
범인만도 못한 마음과 행동을 하며
단전행공만 하고 있으면
아무리 강인한 체력을 소유한다 해도
다 무슨 소용 있겠는가.

참수행자가 되려면 반드시
우주정신과 자연 이치에 부합하는
오도덕 육륜을 실천하는 수행자가 되야 하고
심신을 바르게 갈고 닦는 단전행공법 수행을
실천해야 하는 것이다.

사회에 밝 받는 법인 국선의 이념을 실천함에 있어
여타 다른 종파나 철학자들처럼 내 것이 맞다 하며
주장하는 것을 조심해야 한다.

일화통일은 모든 진리를 다 모아 용광로에 넣어서
하나로 만드는 것도 아니고
다른 것은 다 잘못되고 우리 것만 맞는 것이라고
주장해서도 안 되는 것이다.

국선도의 벼리가 되는 일화통일은
세상의 수천 년 동안 수많은 진리가 실천되므로
서로 갈등이 생기고 급기야 전쟁까지 불사하는
이념의 난투장이라 해도 과언이 아니다.

국선도의 벼리가 되는 일화통일은
곧 자연승시(自然乘時)의 모습이다.

다시 말하면 인간의 유구한 역사 속에서
시행착오를 겪으며 바르고 하나 되는 진리를
스스로 찾아가는 그 과정을
무수히 반복해 가며 찾아내게 된 것인데,
그렇기 때문에 이는 곧 자연의 모습과도 같다.

어느 시점이 되어 세상 사람들에 의해서 자연적으로
진리가 밝혀져 인간에 이롭게 정착되는 모습을
승시(乘時)라 하여 자연승시(自然乘時)라 하는
것이다.

과거의 관습이나 어느 종파 혹은 철인처럼
이게 진리고 새로운 진리니 이렇게 가야 한다고
주장하는 것이 아니다.

기인들과 도인들의 차이점은
기인은 특별한 기연을 얻어 보통 사람들이 못하는
특별한 능력을 발휘하는 모습을 보이지만,
도인은 인간 세상에 참여해 무엇을 만든다거나
새롭게 무엇을 제시하거나 하는 모습이 아니고,
자연의 흐름에 맞추어 변고가 생기지 않게 사람들이
그 흐름을 잘 따라갈 수 있도록
때로는 앞에서 제시하면서 끌어가고

때로는 뒤에서 밀어주며
모두 함께 잘 갈 수 있도록 하는 모습을 보인다.
음으로 양으로 보이지 않고 드러나지 않게
흐름을 가게 한다.

그것이 진정한 도인들의 모습이다.
하늘의 특별한 능력을 부리는 것이 도인이 아니다.
그래서는 도인의 길을 갈 수가 없다.

국선도에서는
세상 모든 진리를 똑같은 하나는 아니지만
인간이라는 공통성을 가진 사람들에게 참행복을 주는
인류 보편적이고 인류 공통적인 목적이 있기에
일화로서 자연 통일되어진다 하는
거시적(巨視的)이자 미시적(微視的) 모습,
즉 그 자연의 흐름을 대변하는 것이다.

자연의 흐름이 그러하니
사람 역시 그 흐름에 부합하게 살아야 한다고
명시하는 것이다.

지구촌 곳곳에서 보이는 달을 열 곳에서 본다고
달이 열 개라고 주장하고,

지역마다 대포 소리를 달리 표현하는데
대포라는 실체를 보지는 않고 소리만 가지고
다 다른 것이라 인식한다면
어찌 밝은 사람이라 할 수 있겠는가.

하늘에 떠 있는 달도
하나의 달을 여러 곳에서 보는 거고
대포도 같은 대포인데
소리 표현을 다르게 하는 것이구나 하고
사실을 확인하고 사실이 확인되는 세상이
오늘날의 밝음이다.

그래서 자연승시하며 발전을 거듭하는 인간사회가
되는 것이 일화통일의 궁극적 비전이다.

일화통일이 큰 줄기의 벼리이자 핵심포인트라면
이를 중심으로 가지가 뻗어나가
개전일여의 철학적 이념과 인체주의 철리를 가지고
무성한 줄기를 형성하고,
오도덕 육륜으로 꽃과 열매를 맺어,
사람 사는 좋은 세상을,
자연과 더불어 함께 사는 좋은 세상을
각자 수행하면서 만들어나가야 하는 것이다.

작은 나부터, 우리 자신부터 실천할 적에
지구촌에 변화가 온다는 그 순서를
우리는 잊어서는 안 될 것이다.

4. 밝 받는 법 37 단계

밝 받는 법 37 단계
단전행공 요결
밝 받는 법 37 단계

밝 받는 법 37 단계

밝 받는 법인 국선도 수련에 있어서
가져야 할 마음가짐을 굳이 요결하여
문자화해 본다면,
우선 가장 중요한 것이
하늘을 공경하고 하늘에 대효를 하겠다는
인간의 입장에서 하늘에 대한 예의가
있어야 하는 것이다.
이것을 대효지심(大孝之心)을 가져야 한다고
하는 것이다.

아무리 수도를 잘한다 해도 대효지심 없이 하면
하늘길이 막혀 상통이 불가능해진다.

이 마음이 곧 자연호흡의 초석이 되고
조식호흡이 진식이 되는 데 있어
뿌리가 되는 것이다.

아무리 수련방법의 요결을 알고 체험한다 하더라도
대효지심이 결여된다면 다 소용없는 것이다.
대효지심을 사회 속 인간 입장에서 실천하기

어렵다면 대효와 같은 대욕지심(大欲之心)을 갖는
마음으로 이해해도 될 법하다.
대효는 공욕(公欲)에 해당하고
공욕은 결국 대욕(大欲)에 해당한다.

큰 욕심을 크게 내어 큰 효를 하겠다는 욕심을 가지면
그것이 곧 공욕지심(公欲之心)이 된다.

이 바탕에서 여러 법수들의 기둥이 세워지고
그 위에 지붕 올리며 자신의 집을 짓게 되는 것이다.

다시 얘기하면 대효지심의 바탕 위에
조신(調身)·조심(調心)·조식(調息)이 가능해지고
나중에는 진체(眞體)·진심(眞心)·진식(眞息)이 되어
완성도 높은 인간상으로 거듭나게 되는 것이다.

수련방법의 요결을 아무리 안다 하여도
적적성성의 공진의 마음을 찾아가지 않으면
요결들이 다 말라비틀어진 나뭇가지에 해당한다.

공욕지대효지심(公欲之大孝之心) 위에
반걸음씩 움직인다 생각하며
넉넉하게 수행해 나간다면
수도의 참맛을 알게 될 것이다.

단전행공 요결

단전행공도
호흡단계
행공단계
마음단계
도단층
중앙오십토 단전행공법 법리도
건곤단전행공법 법리도
원기단전행공 법리도

단전행공도 丹田行功圖

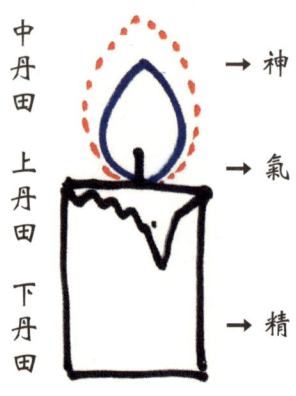

기(氣)는 상단전(上丹田)
사념(思念) 상한(上漢) 영(靈)부(父) 박애(博愛)

신(神)은 중단전(中丹田)
결정(決定) 중한(中漢) 혼(魂)모(母) 자비(慈悲)

정(精)은 하단전(下丹田)
정력(精力) 하한(下漢) 백(魄)자(子) 효근(孝根)

호흡단계

1. 가슴 호흡을 단전호흡(丹田呼吸) 한다.
2. 단전호흡(丹田呼吸) 하되 호지흡지(呼止吸止) 한다.
3. 호지흡지(呼止吸止) 하되 조식호흡(調息呼吸) 한다.
4. 호지흡지(呼止吸止) 하되 자연호흡(自然呼吸) 한다.
5. 호지흡지(呼止吸止) 하되 화기호흡(和氣呼吸) 한다.
6. 호흡을 대기승출입(大氣乘出入) 호흡 한다.
7. 호흡을 합기호흡(合氣呼吸) 한다.
8. 호흡을 조화호흡(造化呼吸) 한다.
9. 호흡을 기공호흡(氣孔呼吸) 한다.
　·
　·
　·

호흡을 변화시켜야 될 경우를 알지 못하고 한가지 호흡만 계속 할 경우 발전을 가져오지 못한다.

행공단계

1. 행공 동작을 익힌다.

2. 행공 동작하면서 단전호흡 되게 한다.

3. 단전호흡 하면서 모든 행공 동작이 자연스럽게 한다.

4. 행공 동작과 행공 동작 사이를 호흡일화(呼吸一和)로 연결한다.

5. 동작과 단전호흡을 하나로 조화롭게 흐르게 한다.

6. 一和와 調和로 대기대승(大氣大乘)하여 대욕·공욕지심 (大慾·公慾之心)으로 들어간다.

   .
   .
   .

마음단계

1. 머리에서 단전으로 생각을 내린다.

2. 생각을 하단전으로 한다.

3. 하단전에서 심전선화(心田善化) 한다.

4. 심전선화(心田善化)에서
   대효지심(大孝之心) 한다.

5. 대효지심(大孝之心)에서
   대욕지심(大慾之心) 한다.

6. 대욕지심(大慾之心)이
   공욕(公慾)공심(公心)이 된다.

7. 공욕(公慾)공심(公心)이 진심(眞心)이 된다.

8. 진심(眞心)이 합일(合一)일화(一和)일심(一心)이
   된다.

   .
   .
   .

도단층 道段層

정각도(正覺道):
사백삼십삼동작(四百三十三動作)
삼단계호흡(三段階呼吸)

일수(一修)부터 육수(六修)까지 (12개월~18개월):
중기단법(中氣丹法) 오십동작(五十動作)
건곤단법(乾坤丹法) 이십삼동작(二十三動作)

일련(一煉)부터 육련(六煉)까지 (8개월~12개월):
원기단법(元氣丹法) 삼백육십동작(三百六十動作)

통기법(通氣法):
칠동작(七動作)

일지(一智)부터 십지(十智)까지 (16개월~20개월):
진기단법(眞氣丹法) 오동작(五動作)

일지(一地)부터 십오지(十五地)까지
(26개월~30개월):
삼합단법(三合丹法) 이동작(二動作)

조리단법(造理丹法)
선도법(仚道法): 공(空), 진(眞), 아(我),
삼청단법(三淸丹法), 무진단법(無盡丹法),
진공단법(眞空丹法)

석가가 십지(十地)요, 관세음보살이 팔지(八地)라
한다. 서산대사(西山大師)가 오지(五地)요,
사명대사가 사지(四地)라 하나 선법(仚法)의
도단(道段)과 다른가 한다.

중앙오십토 단전행공법 법리도
中央五十土 丹田行功法 法理圖

生數	一水	二火	三木	四金	五土
別法 / 本法 / 五行	一身一心法	正心法	身心法	忍心法	破心法
水	正法	合法	前法	上法	水法
火	座法	身法	後法	下法	火法
木	立法	洛法	左法	中法	木法
金	側法	力法	右法	壓法	金法
土	動法	動法	動法	動法	土法
五行 / 別法 / 本法	轉心法	解心法	休心法	動心法	事理正別法
成數	六水	七火	八木	九金	十土

건곤단전행공법 법리도
乾坤丹田行功法 法理圖

本法

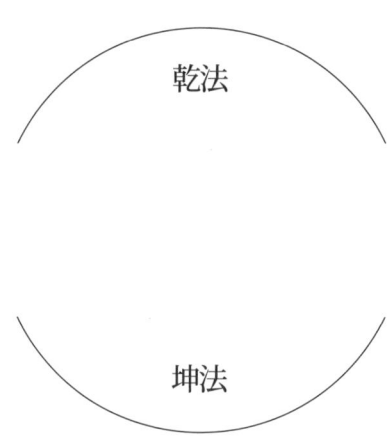

別法

甲法, 乙法, 丙法, 丁法, 戊法, 己法, 庚法, 辛法, 壬法, 癸法

子法, 丑法, 寅法, 卯法, 辰法, 巳法, 午法, 未法, 申法, 酉法, 戌法, 亥法

원기단전행공법 법리도
元氣丹田行功法 法理圖

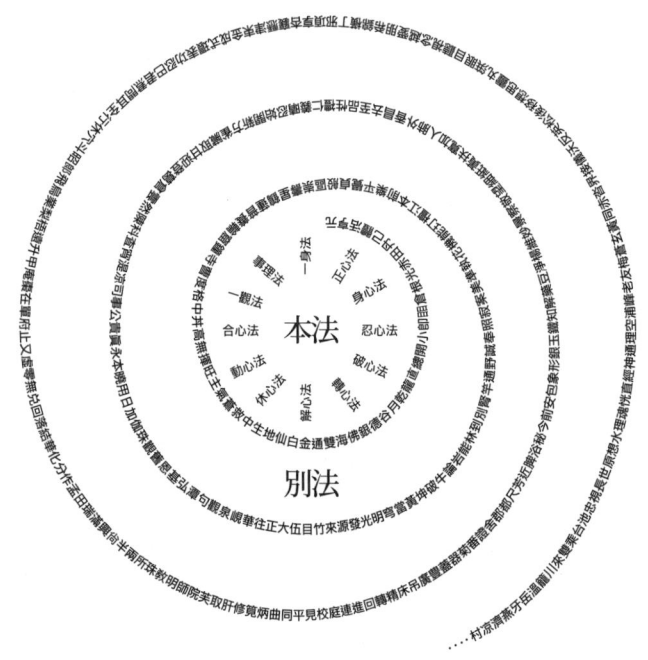

298 청산 속에서 청산을 보니 비로소 비경이로다

밝 받는 법 37단계 도표

밝 받는 법 37 단계 도표

국선도 밝돌법은 삶의 본체를 직접 체험하고
생명의 본질, 우주의 원리와 실체를
체득하기 위한 법이다.

밝돌법 수도의 37단계 도표를
밝돌법 수도인들에게 밝히는 이유는
지금 닦고 있는 자리를 거울처럼 볼 수 있게 함이다.

도표에 표시한 수도의 단계별 수련 시간과 기간,
운기의 방법 등 여러 가지는 수련의 체험과
단법의 체득을 통해 하나하나 거쳐가야 하는 길을
보여드리는 것으로 밝돌법 수행자들이
정도의 길을 올바로 갈 수 있도록 안내하는 것이다.

이 책에서 밝힌 수도의 단계는
국선도 밝돌법의 본질을 좇아 삶을 온전히 자연에
맡기고 수도자의 길을 가는 분에게는
매우 절실히 필요한 안내서가 되겠지만,
일반사회 수련장에서 건강 양생법 차원으로
수련하시는 분들에게는 수련의 벽이 다소 높게

느껴질 수 있을 것이다.

초보자나 초심자는 단독 수련하는 것을 금하며
사회에서 건강양생법 차원으로 수련하는 분들은
'일도 용맹정진하면 이런 단계를 거치는구나.' 라고
밝돌법 수련법을 이해하고,
본원의 지도사범들을 통해 자세한 지도를 받으며
수행해 나가기를 바란다.

밝돌법 수련법의 단계는 여타 수련법의 단계와는
많이 다른가 한다.
다른 수련법과 혼돈하거나 비교하거나 섞어대는
우매함을 저지르지 않기를 바란다.

기초

단계	기초
도단	1 像(상)
수련기간	1일 약 45분 (1상~9상 총 9일)
단전호흡	하단전 바라보기. 자신의 숨이 길던 짧던 그대로 놔두고 *숨에 너무 의식을 두지 말고 아랫배에만 의념(意念)을 집중해 본다.
단전행공	누워서
운기	
참고사항	3단전… 하단전으로 집중하기.

기초

단계	기초
도단	**2 像(상)**
수련기간	1일 약 45분 (1상~9상 총 9일)
단전호흡	하단전 바라보기. 자신의 숨이 길던 짧던 그대로 놔두고 *숨에 너무 의식을 두지 말고 아랫배에만 의념(意念)을 집중해 본다.
단전행공	누워서
운기	
참고사항	3단전… 하단전으로 집중하기.

단계	**기초**
도단	**3 像(상)**
수련기간	1일 약 45분 (1상~9상 총 9일)
단전호흡	숨결 따라 바라보기. 조금씩 의식해가며 숨이 움직이는 것을 바라만 본다.
단전행공	누워서 앉아서
운기	머리의 의식도 아랫배로 내리고 가슴의 마음도 아랫배로 내려본다.
참고사항	하단전 움직임 배우기. 세상만사 여의고 대자연의 품에 안겨 있다 생각한다. 자연과 내가 하나라는 생각으로 나의 몸과 마음을 자연에 맡긴다. 마음의 눈으로 아랫배를 바라본다. 그 마음을 놓치지 않게 소중하게 잡고 풍선을 불 듯 숨을 마시면 배가 나오고 숨을 내쉬면 배가 들어가게 한다. 그 점이 나왔다 들어갔다 하는 동안 아랫배 기운이 점점 차서 은은한 힘이 느껴진다.

기초

단계	기초
도단	**4 像(상)**
수련기간	1일 약 45분 (1상~9상 총 9일)
단전호흡	숨결 따라 바라보기. 조금씩 의식해가며 숨이 움직이는 것을 바라만 본다.
단전행공	누워서 앉아서
운기	머리의 의식도 아랫배로 내리고 가슴의 마음도 아랫배로 내려본다.
참고사항	하단전 움직임 배우기. 세상만사 여의고 대자연의 품에 안겨 있다 생각한다. 자연과 내가 하나라는 생각으로 나의 몸과 마음을 자연에 맡긴다. 마음의 눈으로 아랫배를 바라본다. 그 마음을 놓치지 않게 소중하게 잡고 풍선을 불 듯 숨을 마시면 배가 나오고 숨을 내쉬면 배가 들어가게 한다. 그 점이 나왔다 들어갔다 하는 동안 아랫배 기운이 점점 차서 은은한 힘이 느껴진다.

단계	**기초**
도단	**5 像(상)**
수련기간	1일 약 45분 (1상~9상 총 9일)
단전호흡	아랫배 움직임 따라 바라보기. 마음 욕심 내려놓기. 상체 힘 빼는 연습하기.
단전행공	누워서 앉아서 엎드려서
운기	 은은한 힘이 무엇인지 체험
참고사항	시작할 때 은은한 힘의 정도. 겉으로 풍선을 바람 넣듯 움직여서는 효과가 늦다. 뱃속에서부터 은은히 움직여야 한다. 아랫배 움직임의 집중 정도. 속으로 중심추를 움직여야 한다. *상체는 앉으나 누우나 엎드리나 힘을 빼고 있다고 생각한다.

기초

단계	기초
도단	**6 像(상)**
수련기간	1일 약 45분 (1상~9상 총 9일)
단전호흡	아랫배 움직임 따라 바라보기. 마음 욕심 내려놓기. 상체 힘 빼는 연습하기.
단전행공	누워서 앉아서 엎드려서
운기	 은은한 힘이 무엇인지 체험
참고사항	상체 배꼽 위를 유연하게 힘을 빼고 긴장감을 완전히 풀고 한다. 시작할 때 은은한 힘의 정도. 겉으로 풍선을 바람 넣듯 움직여서는 효과가 늦다. 뱃속에서부터 은은히 움직여야 한다. 아랫배 움직임의 집중 정도. 속으로 중심추를 움직여야 한다.

단계	기초
도단	7 像(상)
수련기간	1일 약 45분 (1상~9상 총 9일)
단전호흡	아랫배 흡호의 끝점따라 움직이기. *숨 길이는 몸에 맞게 한다.
단전행공	누워서 앉아서 엎드려서 서서
운기	(그림: 80% / 20%)
참고사항	2단 호흡 익히기. 초보자, 정기신(精氣神) 삼단(三丹) 집중 방법과 이단(二段) 숨쉬기 방법을 정확히 익히게 한다. 그 후에 행공의 원리와 비결, 그리고 마음의 천심 따라하기. 대효지심을 모두 합하여 공부하는 비법을 가르친다.

기초

단계	기초
도단	8 像(상)
수련기간	1일 약 45분 (1상~9상 총 9일)
단전호흡	아랫배 흡호의 끝점따라 움직이기. *숨 길이는 몸에 맞게 한다.
단전행공	누워서 앉아서 엎드려서 서서
운기	三丹田 中丹 上丹 下丹田 合一
참고사항	2단 호흡 익히기. 초보자, 정기신(精氣神) 삼단(三丹) 집중 방법과 이단(二段) 숨쉬기 방법을 정확히 익히게 한다. 그 후에 행공의 원리와 비결, 그리고 마음의 천심 따라하기. 대효지심을 모두 합하여 공부하는 비법을 가르친다. 80%를 몸으로 확실히 느끼어 임의롭게 할 수 있게 한다.

단계	기초
도단	**9 像(상)**
수련기간	1일 약 45분 (1상~9상 총 9일)
단전호흡	아랫배 흡호의 끝점따라 움직이기. *숨 길이는 몸에 맞게 한다.
단전행공	누워서 앉아서 엎드려서 서서 앉아서
운기	止(머물다) 二段 들숨 날숨
참고사항	2단 호흡 익히기. 초보자, 정기신(精氣神) 삼단(三丹) 집중 방법과 이단(二段) 숨쉬기 방법을 정확히 익히게 한다. 그 후에 행공의 원리와 비결, 그리고 마음의 천심 따라하기. 대효지심을 모두 합하여 공부하는 비법을 가르친다. 지(止)… 멈춤은 잠시 머문다 생각하며 한다. 기도와 숨을 꽉 막고 닫히게 하는 습관을 하면 안된다.

1단계

단계	중기단법 (1수~3수)
도단	1 修(수)
수련기간	1수~3수 약 30일
단전호흡	5초 들숨 5초 날숨
단전행공	중기단법 50 동작 배우기
운기	쉬임 없이 끝과 끝을 연결시킨다. 끝과 끝을 놓지 말고 마음을 같이 한다.
참고사항	세세호흡하기. 1. 세세호흡 2. 조식호흡 3. 하단전 호흡 서서… 엉덩이 은은하게 조이면서 흡호한다. 하단전으로 3단(丹) 내리는 연습과 2단(段) 호흡하는 연습 후 조식 호흡한다.

2단계

단계	중기단법 (1수~3수)
도단	2 修(수)
수련기간	1수~3수 약 30일
단전호흡	5초 들숨 5초 날숨
단전행공	중기단법 50 동작 익히기
운기	직선으로 하던 것을 약간 둥근 타원형으로…
참고사항	행공 동작하며 엉덩이를 은은하게 조이면서 한다. 앉아서 할 때는 양 무릎을 은은히 누르고 엉덩이부터 서서히 조이는 듯하며 흡호한다. 기타 모든 동작을 마찬가지 정서로 한다.

3단계

단계	중기단법 (1수~3수)
도단	3 修(수)
수련기간	1수~3수 약 30일
단전호흡	10초 들숨 10초 날숨
단전행공	중기단법 50 동작이 임의롭게 되도록.
운기	 점점 둥근 타원으로 그려본다.
참고사항	중기단법의 이론 공부- 음양학. 중기의 중심(단전)의 탄성을 느끼며 묵직한 추를 돌린다. 건곤단법 때 부터 더 강하게 돌리게 된다.

4 단계

단계	건곤단법 (4수~6수)
도단	4 修(수)
수련기간	4수~6수 30일
단전호흡	5초 들숨 5초 멈추고 5초 날숨 5초 멈추고
단전행공	건곤단법 23동작 배우기.
운기	⭕ 마시면서 안으로 말아본다. 멈추고 말면서 머문다.
참고사항	건곤은 안으로 말리는 정도. 허벅지와 엉덩이를 다 은은하게 조이며 한다. 지(止)에서 돌돌 마는 것부터 하는 것이 아니라 삼단이단법(三丹二段法)을 익히면 후에 조식(調息)하고 후에 마는 것을 한다. 우선 마음으로 돌리다가 안으로 말아본다. 안되더라도 마음으로 그 느낌을 유지하는 것이 중요하다.

5단계

단계	건곤단법 (4수~6수)
도단	5 修(수)
수련기간	4수~6수 30일
단전호흡	5초 들숨 5초 멈추고 5초 날숨 5초 멈추고
단전행공	건곤단법 23동작 익히기.
운기	멈출 때 더 강하게 안으로 밀며 한 점으로 모아낸다.
참고사항	조식 호흡하며 배가 나오고 들어가는 것도 자동으로 되니 마음으로 숨길을 돌려 본다. 이것을 제대로 익혀야 한다. *건곤단법의 이론 공부- 역학, 주역.

6단계

단계	건곤단법 (4수~6수)
도단	**6 修(수)**
수련기간	4수~6수 30일
단전호흡	5초 들숨 5초 멈추고 5초 날숨 5초 멈추고
단전행공	건곤단법 23동작이 임의롭게 되도록 한다.
운기	멈출 때 더 강하게 안으로 밀며 한 점으로 모아낸다.
참고사항	조식 호흡하며 배가 나오고 들어가는 것도 자동으로 되니 마음으로 숨길을 돌려 본다. 이것을 제대로 익혀야 한다. *건곤단법의 이론 공부- 역학, 주역.

7 단계

단계	원기단법 (1련~6련) *天息 호흡 자연호흡 원칙
도단	1 煉(련)
수련기간	1번~5번 15일씩 75일, 1일 45분 이상
단전호흡	*모든 호흡은 자연호흡에 갈 수 있도록 노력해야 하며 무리하게 멈추는 것은 삼가 해야 한다. 흡 자유, 지(止·머무는 시간) 10초, 호·호지 자유
단전행공	1~10번 *모든 행공 자세는 배우고 익힌 후에 몸이 임의롭게 될 때까지 한다. 무리하면 안 된다. 무리하면 공든 탑이 무너진다.
운기	(나선형 그림) 머무는 시간이 길어질수록 돌단이 모이기 시작한다.
참고사항	행공은 순서와 정확한 자세를 하는 것이 중요하다. 원기는 안으로 말면서 더 응축한다. 지(止)… 머무는 연습 후에 운기하면 된다. 행공 동작은 발끝, 손끝까지 은은한 기운이 있어야 한다.

8단계

단계	원기단법 (1련~6련) *天息 호흡 자연호흡 원칙
도단	2 煉(련)
수련기간	6번~10번 15일씩 75일, 1일 45분 이상
단전호흡	*모든 호흡은 자연호흡에 갈 수 있도록 노력해야 하며 무리하게 멈추는 것은 삼가 해야 한다. 흡 자유, 지(止·머무는 시간) 10초, 호·호지 자유
단전행공	1~10번 *모든 행공 자세는 배우고 익힌 후에 몸이 임의롭게 될 때까지 한다. 무리하면 안 된다. 무리하면 공든 탑이 무너진다.
운기	머무는 시간이 길어질수록 돌단이 모이기 시작한다.
참고사항	정확한 자세는 돌단 숨쉬기를 할 수 있는 자세가 되어야 한다. 숨쉬기가 안되는데 어려운 자세를 무리하게 하면 안된다. 지(止)… 의 느낌. 멈춤이 터보 엔진이나 무리하면 모든 것을 엉망으로 만들어 버린다.

9단계

단계	원기단법 (1련~6련) *天息 호흡 자연호흡 원칙
도단	3 煉(련)
수련기간	11번~15번 15일씩 75일, 1일 45분 이상
단전호흡	*모든 호흡은 자연호흡에 갈 수 있도록 노력해야 하며 무리하게 멈추는 것은 삼가 해야 한다. 흡 자유, 지(止·머무는 시간) 20초
단전행공	11~20번 *모든 행공 자세는 배우고 익힌 후에 몸이 임의롭게 될 때까지 한다. 무리하면 안 된다. 무리하면 공든 탑이 무너진다.
운기	머무는 시간이 길어질수록 돌단이 모이기 시작한다.
참고사항	매일 반복해야 한다. 한 동작 시간 역시 무리 말고 몸과 마음에 맞추어서 해야 한다. 전수자는 몇 시간씩 길게 할 수 있는 능력이 있어야 한다. 멈춤이란 머무는 것이다. 무리 없이 머물다 보면 길어진다.

10 단계

단계	원기단법 (1련~6련) *天息 호흡 자연호흡 원칙
도단	4 煉(련)
수련기간	16번~20번 15일씩 75일, 1일 45분 이상
단전호흡	*모든 호흡은 자연호흡에 갈 수 있도록 노력해야 하며 무리하게 멈추는 것은 삼가 해야 한다. 흡 자유, 지(止·머무는 시간) 20초
단전행공	11~20번 *모든 행공 자세는 배우고 익힌 후에 몸이 임의롭게 될 때까지 한다. 무리하면 안 된다. 무리하면 공든 탑이 무너진다.
운기	머무는 시간이 길어질수록 돌단이 모이기 시작한다. 12경 (모자라면 멈추고 다시 그 지점부터)
참고사항	매일 반복해야 한다. 한 동작 시간 역시 무리 말고 몸과 마음에 맞추어서 해야 한다. 전수자는 몇 시간씩 길게 할 수 있는 능력이 있어야 한다. 멈춤이란 머무는 것이다. 무리 없이 머물다 보면 길어진다.

11 단계

단계	원기단법 (1련~6련) *天息 호흡- 자연호흡 원칙
도단	5 煉(련)
수련기간	21번~25번 15일씩 75일, 1일 45분 이상
단전호흡	*모든 호흡은 자연호흡에 갈 수 있도록 노력해야 하며 무리하게 멈추는 것은 삼가 해야 한다. 흡 자유, 지(止·머무는 시간) 30초
단전행공	21~30번 *모든 행공 자세는 배우고 익힌 후에 몸이 임의롭게 될 때까지 한다. 무리하면 안 된다. 무리하면 공든 탑이 무너진다.
운기	머무는 시간이 길어질수록 돌단이 모이기 시작한다. 14경 (모자라면 멈추고 다시 그 지점부터)
참고사항	숨쉬기 길이는 들숨날숨을 합한 길이이다. 멈춤 길이도 포함한다. 들숨인지 날숨인지 멈춤인지 모를 정도로 깊이 하고 세세히 해야 한다. 멈춤이 머무른다로 느껴져야 하고 기운 모아 놓는 것을 할 줄 알아야 멈춤의 의미를 알 수 있다. 축기는 들숨날숨의 반복에서 약 80%에서 지속되었을 때 음양기운이 합실해서 생기는 것이지 멈춤 자체가 축기가 되는 것이 아니다. 멈춤은 기운을 모아내고 머물게 하는 것이 핵심이다. *원기단법의 이론 공부- 종교, 정역, 우주 변화

12 단계

단계	원기단법 (1련~6련) *天息 호흡- 자연호흡 원칙
도단	6 煉(련)
수련기간	26번~30번 15일씩 75일, 1일 45분 이상
단전호흡	*모든 호흡은 자연호흡에 갈 수 있도록 노력해야 하며 무리하게 멈추는 것은 삼가 해야 한다. 흡 자유, 지(止·머무는 시간) 30초
단전행공	21~30번 *모든 행공 자세는 배우고 익힌 후에 몸이 임의롭게 될 때까지 한다. 무리하면 안 된다. 무리하면 공든 탑이 무너진다.
운기	머무는 시간이 길어질수록 돌단이 모이기 시작한다. 365경 (모자라면 멈추고 다시 그 지점부터)
참고사항	숨쉬기 길이는 들숨날숨을 합한 길이이다. 멈춤 길이도 포함한다. 들숨인지 날숨인지 멈춤인지 모를 정도로 깊이 하고 세세히 해야 한다. 멈춤이 머무른다로 느껴져야 하고 기운 모아 놓는 것을 할 줄 알아야 멈춤의 의미를 알 수 있다. 축기는 들숨날숨의 반복에서 약 80%에서 지속되었을 때 음양기운이 합실해서 생기는 것이지 멈춤 자체가 축기가 되는 것이 아니다. 멈춤은 기운을 모아내고 머물게 하는 것이 핵심이다. *원기단법의 이론 공부- 종교, 정역, 우주 변화

13 단계

단계	진기단법 (1지~10지) *임독맥 강 건너기
도단	1 智(지)
수련기간	진기단법 - 20개월 이상
단전호흡	*몸이 요구하는 대로 자연스럽게. 이때부터 마시고 멈추는데 점차 길어지지만 무리하면 안 된다. 흡·흡지, 호·호지 자유, (9-1)~(1-1), 점차 숙달
단전행공	5 동작 배우고 익힌다.
운기	(9-1), (8-1), (7-1)…(1-1) 임독맥을 부지런히 반복한다. (1-1) 할 때 즈음부터 영체를 만들어내기 시작한다.
참고사항	명상이나 참선하듯이 하면 안된다. 정기신(精氣神) 삼단이단(三丹二段) 호흡을 하면 명경지수(明鏡止水)의 정신이 절로 든다. 반개(半開)는 진기부터 한다. 집중을 더 강화하기 위해서이다. 영체 띄울 때 강하게 집중하기 위해 반개(半開) 한다. 눈 감으면 집중이 흔들릴 수 있다.

14 단계

단계	진기단법 (1지~10지) *임독맥 강 건너기
도단	2 智(지)
수련기간	진기단법 - 20개월 이상
단전호흡	*몸이 요구하는 대로 자연스럽게. 이때부터 마시고 멈추는데 점차 길어지지만 무리하면 안 된다. 흡·흡지, 호·호지 자유, (9-1)~(1-1), 점차 숙달
단전행공	*편한 자세로 오래 해도 된다. 고도로 정신이 집중되어 있으면 영체 공부도 할 수 있다.
운기	(그림) (9-1), (8-1), (7-1)…(1-1) 임독맥을 부지런히 반복한다. (1-1) 할 때 즈음부터 영체를 만들어내기 시작한다.
참고사항	명상이나 참선하듯이 하면 안된다. 정기신(精氣神) 삼단이단(三丹二段) 호흡을 하면 명경지수(明鏡止水)의 정신이 절로 든다. 반개(半開)는 진기부터 한다. 집중을 더 강화하기 위해서이다. 영체 띄울 때 강하게 집중하기 위해 반개(半開) 한다. 눈 감으면 집중이 흔들릴 수 있다.

15 단계

단계	진기단법 (1지~10지) *임독맥 강 건너기
도단	3 智(지)
수련기간	진기단법-20개월 이상
단전호흡	*몸이 요구하는 대로 자연스럽게. 이때부터 마시고 멈추는데 점차 길어지지만 무리하면 안 된다. 흡·흡지, 호·호지 자유, (1-1) 계속
단전행공	*편한 자세로 오래 해도 된다. 고도로 정신이 집중되어 있으면 영체 공부도 할 수 있다.
운기	(그림) 영체는 처음부터 띄우는 게 아니다. 우선 만들어 낸다. 하얗게 안개 같은 모습이 보이고 집중한다.
참고사항	진기에서 정신력 가지고 응축된 기를 영체 띄워서 돌린다. 자개(自開)하는 절차이다. 강 건널 때는 축기가 되어야 영체를 만들 수 있다. 그 후 쉬임 없이 돌리는 운기 연습을 해야 한다. 영체는 9번에서 1번으로 할 때 즈음 만들어져야 한다.

16 단계

단계	진기단법 (1지~10지) *임독맥 강 건너기
도단	4 智(지)
수련기간	진기단법 - 20개월 이상
단전호흡	*몸이 요구하는 대로 자연스럽게. 이때부터 마시고 멈추는데 점차 길어지지만 무리하면 안 된다. 흡·흡지, 호·호지 자유, (1-1) 계속
단전행공	*편한 자세로 오래 해도 된다. 고도로 정신이 집중되어 있으면 영체 공부도 할 수 있다.
운기	영체는 처음부터 띄우는 게 아니다. 우선 만들어 낸다. 하얗게 안개 같은 모습이 보이고 집중한다.
참고사항	진기에서 정신력 가지고 응축된 기를 영체 띄워서 돌린다. 자개(自開)하는 절차이다. 강 건널 때는 축기가 되어야 영체를 만들 수 있다. 그 후 쉼 없이 돌리는 운기 연습을 해야 한다. 영체는 9번에서 1번으로 할 때 즈음 만들어져야 한다.

17 단계

단계	진기단법 (1지~10지) *임독맥 강 건너기
도단	5 智(지)
수련기간	진기단법-20개월 이상
단전호흡	*몸이 요구하는 대로 자연스럽게. 이때부터 마시고 멈추는데 점차 길어지지만 무리하면 안 된다. 흡·흡지, 호·호지 자유, (1-1) 계속
단전행공	*공단법- 무신행공에서 임독맥 완성 시키고 영체를 만들어낸다. 나머지 행공 자세는 임독맥 연습한다.
운기	점차 집중하며 형체를 만들어 낸다. 나의 모습과 같이 만들어 낸다. *분심법(分心法) 공부
참고사항	영체도 하얗게부터 구체적인 색깔과 모양이 나온다. 자개(自開)하면서 구체적으로 된다.

18단계

단계	진기단법 (1지~10지) *임독맥 강 건너기
도단	6 智(지)
수련기간	진기단법-20개월 이상
단전호흡	*몸이 요구하는 대로 자연스럽게. 이때부터 마시고 멈추는데 점차 길어지지만 무리하면 안 된다. 흡·흡지, 호·호지 자유, (1-1) 계속
단전행공	*공단법- 무신행공에서 임독맥 완성 시키고 영체를 만들어낸다. 나머지 행공 자세는 임독맥 연습한다.
운기	점차 집중하며 형체를 만들어 낸다. 나의 모습과 같이 만들어 낸다. *분심법(分心法) 공부
참고사항	영체도 하얗게부터 구체적인 색깔과 모양이 나온다. 자개(自開)하면서 구체적으로 된다.

19단계

단계	진기단법 (1지~10지) *임독맥 강 건너기
도단	7 智(지)
수련기간	진기단법-20개월 이상
단전호흡	*몸이 요구하는 대로 자연스럽게. 이때부터 마시고 멈추는데 점차 길어지지만 무리하면 안 된다. 흡·흡지, 호·호지 자유
단전행공	*공단법- 무신행공에서 임독맥 완성 시키고 영체를 만들어낸다. 나머지 행공 자세는 임독맥 연습한다.
운기	나와 같이 만들어지면 호흡을 같게 만든다. *분심법(分心法) 공부
참고사항	상상할 수 없는 뜨거운 열기가 운행하게 되어 반드시 영체를 통해 돌리고, 귀 뒤로 돌리는 습관을 해야 한다. *고금(古今)의 여러 타단체 임독맥 유통은 밝돌법의 그것과 다르다.

20 단계

단계	진기단법 (1지~10지) *임독맥 강 건너기
도단	8 智(지)
수련기간	진기단법-20개월 이상
단전호흡	*몸이 요구하는 대로 자연스럽게. 이때부터 마시고 멈추는데 점차 길어지지만 무리하면 안 된다. 흡·흡지, 호·호지 자유
단전행공	*공단법- 무신행공에서 임독맥 완성 시키고 영체를 만들어낸다. 나머지 행공 자세는 임독맥 연습한다.
운기	(그림) 나와 같이 만들어지면 색채도 같게 만들고 호흡을 같게 만든다. *분신법(分身法) 공부
참고사항	상상할 수 없는 뜨거운 열기가 운행하게 되어 반드시 영체를 통해 돌리고, 귀 뒤로 돌리는 습관을 해야 한다. *고금(古今)의 여러 타단체 임독맥 유통은 밝돌법의 그것과 다르다.

21 단계

단계	진기단법 (1지~10지) *임독맥 강 건너기
도단	9 智(지)
수련기간	진기단법-20개월 이상
단전호흡	*몸이 요구하는 대로 자연스럽게. 이때부터 마시고 멈추는데 점차 길어지지만 무리하면 안 된다. 흡·흡지, 호·호지 자유, (1-1) 계속, 자개(自開)
단전행공	*공단법- 무신행공에서 임독맥 완성 시키고 영체를 만들어낸다. 나머지 행공 자세는 임독맥 연습한다.
운기	 영체를 시켜 임독맥 돌린다. <u>스스로 열린다.</u>
참고사항	상상할 수 없는 뜨거운 열기가 운행하게 되어 반드시 영체를 통해 돌리고, 귀 뒤로 돌리는 습관을 해야 한다. *고금(古今)의 여러 타단체 임독맥 유통은 밝돌법의 그것과 다르다.

22 단계

단계	진기단법 (1지~10지) *임독맥 강 건너기
도단	10 智(지)
수련기간	진기단법-20개월 이상
단전호흡	*몸이 요구하는 대로 자연스럽게. 이때부터 마시고 멈추는데 점차 길어지지만 무리하면 안 된다. 흡·흡지, 호·호지 자유, (1-1) 계속, 자개(自開)
단전행공	공단법- 무신행공에서 임독맥 완성 시키고 영체를 만들어낸다. 나머지 행공 자세는 임독맥 연습한다.
운기	영체를 시켜 임독맥 돌린다. 스스로 열린다.
참고사항	상상할 수 없는 뜨거운 열기가 운행하게 되어 반드시 영체를 통해 돌리고, 귀 뒤로 돌리는 습관을 해야 한다. *고금(古今)의 여러 타단체 임독맥 유통은 밝돌법의 그것과 다르다.

23 단계

단계	삼합단법 (1지~8지) *피부호흡 강 건너기
도단	1 地(지)
수련기간	30개월
단전호흡	진기와 삼합의 뿌리는 단전호흡이 사라지고 피부 호흡을 중심으로 한다.
단전행공	동작을 배우고 익힌다. 마음과 몸의 갖춤을 제대로 하고 행공에 임한다.
운기	(9-1)~(1-1) 피부 호흡 유도한다. 호흡과 피부가 처음엔 반대로 되는 것을 맞추기 시작해야 한다.
참고사항	삼합은 피부 호흡으로 하는 임독맥 자개 절차이다.

24 단계

단계	삼합단법 (1지~8지) *피부호흡 강 건너기
도단	2 地(지)
수련기간	30개월
단전호흡	진기와 삼합의 뿌리는 단전호흡이 사라지고 피부 호흡을 중심으로 한다.
단전행공	동작을 배우고 익힌다. 마음과 몸의 갖춤을 제대로 하고 행공에 임한다.
운기	(9-1)~(1-1) 피부 호흡 유도한다. 호흡과 피부가 처음엔 반대로 되는 것을 맞추기 시작해야 한다.
참고사항	삼합은 피부 호흡으로 하는 임독맥 자개 절차이다.

25 단계

단계	삼합단법 (1지~8지) *피부호흡 강 건너기
도단	3 地(지)
수련기간	30개월
단전호흡	진기와 삼합의 뿌리는 단전호흡이 사라지고 피부 호흡을 중심으로 한다.
단전행공	-
운기	피부 호흡 되면 영체 띄워 시키면서 한다. 피부가 더 벗겨져서 새로운 피부가 되니 옷이나 환경, 음식에 각별히 신경을 써야 한다.
참고사항	삼합은 피부 호흡으로 하는 임독맥 자개 절차이다.

26 단계

단계	삼합단법 (1지~8지) *피부호흡 강 건너기
도단	4 地(지)
수련기간	30개월
단전호흡	진기와 삼합의 뿌리는 단전호흡이 사라지고 피부 호흡을 중심으로 한다.
단전행공	-
운기	피부 호흡 되면 영체 띄워 시키면서 한다. 피부가 더 벗겨져서 새로운 피부가 되니 옷이나 환경, 음식에 각별히 신경을 써야 한다.
참고사항	삼합은 피부 호흡으로 하는 임독맥 자개 절차이다.

27 단계

단계	삼합단법 (1지~8지) *피부호흡 강 건너기
도단	5 地(지)
수련기간	30개월
단전호흡	진기와 삼합의 뿌리는 단전호흡이 사라지고 피부 호흡을 중심으로 한다.
단전행공	-
운기	흡- 높이 띄우고 호-에 내리고 반복하면서 더욱 높인다. 자꾸만 높이 멀리 보내고 오고 하는 것이 핵심. 고도의 정신 집중으로, 정신이 강해야 가능하다.
참고사항	영체를 높이 띄우는게 중요한 공부다.

28 단계

단계	삼합단법 (1지~8지) *피부호흡 강 건너기
도단	6 地(지)
수련기간	30개월
단전호흡	진기와 삼합의 뿌리는 단전호흡이 사라지고 피부 호흡을 중심으로 한다.
단전행공	-
운기	흡- 높이 띄우고 호-에 내리고 반복하면서 더욱 높인다. 자꾸만 높이 멀리 보내고 오고 하는 것이 핵심. 고도의 정신 집중으로, 정신이 강해야 가능하다.
참고사항	영체를 높이 띄우는게 중요한 공부다.

29단계

단계	삼합단법 (1지~8지) *피부호흡 강 건너기
도단	7 地(지)
수련기간	30개월
단전호흡	진기와 삼합의 뿌리는 단전호흡이 사라지고 피부 호흡을 중심으로 한다.
단전행공	-
운기	영체도 피부 호흡되고 임독맥 자개하며 멀리 띄우고 보내기를 자유롭게 한다. *분심법(分心法), 분신법(分身法) 공부 몸이나 영체가 다 같이 이루도록 반복. 먼저 영체 공부를 해야 한다.
참고사항	영체를 높이 띄우는게 중요한 공부다.

30단계

단계	삼합단법 (1지~8지) *피부호흡 강 건너기
도단	8 地(지)
수련기간	30개월
단전호흡	진기와 삼합의 뿌리는 단전호흡이 사라지고 피부 호흡을 중심으로 한다.
단전행공	-
운기	영체도 피부 호흡되고 임독맥 자개하며 멀리 띄우고 보내기를 자유롭게 한다. *분심법(分心法), 분신법(分身法) 공부 몸이나 영체가 다 같이 이루도록 반복. 먼저 영체 공부를 해야 한다.
참고사항	영체를 높이 띄우는게 중요한 공부다.

31 단계

단계	조리단법 (9지~15지) *天人 地人 人人 각각 合一, 天地人合一
도단	9 地(지)
수련기간	30개월
단전호흡	영체와 피부 호흡을 한다.
단전행공	누워서 앉아서 수도 가능한 환경을 만들어야.
운기	(9-1)~(1-1) 피부 호흡 한다. 전신유통 (365 유통) 한 번에 될 때 까지 하늘 기운과 따로 합일해 보고 땅 기운과 따로 합일해 보고 사람 기운과 따로 합일해 본다. 잘 되면 모두 합하여 합일해 본다.
참고사항	조리는 천지인이 합실하여 하나 되는 절차이다. 천과 인을 합일시키고 지와 인을 합일시키고 인과 인을 합일시키고 각각 숙달 된 후에 천지인 모두 합일시키는 공부한다.

32 단계

단계	조리단법 (9지~15지) *天人 地人 人人 각각 合一, 天地人合一
도단	10 地(지)
수련기간	30개월
단전호흡	영체와 피부 호흡을 한다.
단전행공	누워서 앉아서 수도 가능한 환경을 만들어야.
운기	(9-1)~(1-1) 피부 호흡 한다. 전신유통 (365 유통) 한 번에 될 때 까지 하늘 기운과 따로 합일해 보고 땅 기운과 따로 합일해 보고 사람 기운과 따로 합일해 본다. 잘 되면 모두 합하여 합일해 본다.
참고사항	조리는 천지인이 합실하여 하나 되는 절차이다. 천과 인을 합일시키고 지와 인을 합일시키고 인과 인을 합일시키고 각각 숙달 된 후에 천지인 모두 합일시키는 공부한다.

33 단계

단계	조리단법 (9지~15지) *天人 地人 人人 각각 合一, 天地人合一
도단	**11 地(지)**
수련기간	30개월
단전호흡	-
단전행공	-
운기	영체도 혼연일체 되어 전신 유통 빈틈 없이 유통 시킨다. *분심법(分心法), 분신법(分身法) 공부
참고사항	조리는 천지인이 합실하여 하나 되는 절차이다. 천과 인을 합일시키고 지와 인을 합일시키고 인과 인을 합일시키고 각각 숙달 된 후에 천지인 모두 합일시키는 공부한다.

34 단계

단계	조리단법 (9지~15지) *天人 地人 人人 각각 合一, 天地人合一
도단	12 地(지)
수련기간	30개월
단전호흡	-
단전행공	-
운기	영체도 혼연일체 되어 전신 유통 빈틈 없이 유통 시킨다. *분심법(分心法), 분신법(分身法) 공부
참고사항	조리는 천지인이 합실하여 하나 되는 절차이다. 천과 인을 합일시키고 지와 인을 합일시키고 인과 인을 합일시키고 각각 숙달 된 후에 천지인 모두 합일시키는 공부한다.

35 단계

단계	조리단법 (9지~15지) *天人 地人 人人 각각 合一, 天地人合一
도단	13 地(지)
수련기간	30개월
단전호흡	-
단전행공	-
운기	몸과 영체를 자유자재 될 때 까지 공부한다. *분심법(分心法), 분신법(分身法) 공부 비로소 天地人 合一의 진의를 몸으로 얻는다.
참고사항	조리는 천지인이 합실하여 하나 되는 절차이다. 천과 인을 합일시키고 지와 인을 합일시키고 인과 인을 합일시키고 각각 숙달 된 후에 천지인 모두 합일시키는 공부한다.

36 단계

단계	**조리단법 (9지~15지)** *天人 地人 人人 각각 合一, 天地人合一
도단	**14 地(지)**
수련기간	30개월
단전호흡	-
단전행공	-
운기	몸과 영체를 자유자재 될 때 까지 공부한다. *분심법(分心法), 분신법(分身法) 공부 비로소 天地人 合一의 진의를 몸으로 얻는다.
참고사항	조리는 천지인이 합실하여 하나 되는 절차이다. 천과 인을 합일시키고 지와 인을 합일시키고 인과 인을 합일시키고 각각 숙달 된 후에 천지인 모두 합일시키는 공부한다.

37 단계

단계	조리단법 (9지~15지) *天人 地人 人人 각각 合一, 天地人合一
도단	15 地(지)
수련기간	30개월
단전호흡	-
단전행공	-
운기	몸과 영체를 자유자재 될 때 까지 공부한다. *분심법(分心法), 분신법(分身法) 공부 비로소 天地人 合一의 진의를 몸으로 얻는다.
참고사항	조리는 천지인이 합실하여 하나 되는 절차이다. 천과 인을 합일시키고 지와 인을 합일시키고 인과 인을 합일시키고 각각 숙달 된 후에 천지인 모두 합일시키는 공부한다.

선도단법

단계	선도단법
도단	-
수련기간	선도법은 삼합이 하나 되어 조화를 부리는 절차이다.
단전호흡	
단전행공	
운기	
참고사항	

5. 극선의 도를 닦겠다고 마음의 불을 일으킨 자들은

국선의 도를 닦겠다고
마음의 불을 일으킨 자들은

이 글은 1996년 3월에 국선도 회보 <선>에 기고한
나의 글이다. 그때의 내 심정이나 지금의
내 심정은 똑같기에, 필요하다고 생각되어
이 글을 다시 이 책에 공유하여 본다.

국선도 회보인 <선>을 창간하면서 우연찮게
마음 깊이 혼자 생각해 오던 것을 글로 표현하게
되었습니다.
이 글을 읽고 크게 깨달아 국선도의 참 길을 찾는 분이
계시다면 수도자의 한 사람으로서 그렇게 기쁠 수가
없을 것입니다.
글을 보기 편하게 풀어나갈 능력도 없을뿐더러 기교
없이 순수하게 적어나가는 것이 나의 뜻을 쉽게
전달할 수 있으리라 믿고 거칠게나마 저의 생각을
적었습니다.

많은 선배님께서는 숲만 보고 아직 산을 보지
못한 도의 방랑자라 여겨 올바로 인도하여 주시고,
후배들께서는 선배로서 당연히 가야하고 지켜야 할

것을 못 지키어 부끄럽게 그러나 솔직하게 털어놓는 선배의 마음을 이해하여 주시길 바랍니다.

많은 회원 여러분께서는 사회에 보급된 지 아직 30여 년도 채 안 된 국선도가 좀 더 성숙하기 위해서 우리는 모두 열심히 몸과 마음자리를 갈고 닦아야 할 것이며, 그렇기 때문에 국선도 수도자의 길이 그리 쉽지만 않다는 것을 핑계로 쓰는 저의 글에 여러분의 아량을 감히 바랍니다.

몸과 마음을 우주와 스승에게
다 던지지 않고서는…

인류와 민족과 국가를 위하고 국선의 도를 닦는
선배, 후배, 스승님, 선령님들을 위하여,
지금 현실은 순리적인 혁명을 일으키지 않으면
안 될 정도로 어지럽기 짝이 없다.

국선의 도를 닦는 데 국선의 도를 안 닦고
다른 도를 닦는 것도 문제요.
수도를 한다는 사람이 명예를 바라는 것도 문제요.
수도를 한다는 사람이 금전을 바라는 것도 문제요.
수도를 한다는 사람이 색을 바라는 것도 문제다.

도를 닦겠다는 사람은 세상의 모든 곳의 모든 만물을
겸허하게 받들어 자기를 스스로 낮추며,
도장에서 도를 닦고 지도하고 인도하면 되는 것인데,
회원의 숫자 늘이기와 도장의 확장,
단체의 힘만 키우는데 마음을 쓰는 것과
안일하게 도장의 그늘아래 자신의 배를 채우는 것
모두가 수도자로서 몸과 마음의 자세가 아니다.

무릇 사람이 큰마음을 먹고 수도의 길로 들어가

국선의 도를 닦겠다고 마음의 불을 일으킨 자는,

1. 국선의 도법을 닦아야 한다.

2. 도장에서 도를 닦는 수도자가 돼야지 강사나
   관리자가 되어서는 안 된다.

3. 도를 지도하고 인도하는 데 있어서 모든 사람,
   모든 회원에게 차별심이 있어서는 안 된다.

4. 자신과 단체의 부족한 면을 특정 단체나 회원이
   도움을 줄 수 있다고 마음이 동요 되어서는
   안 된다.

5. 수도자가 가정을 이루고 살아가는 것은
   참으로 어려운 길을 가는 것인데
   이때 몸과 마음을 더욱 경계하여
   수도 생활을 하지 않으면
   더욱 타락한 인간이 될 것이다.

6. 회원관리와 도법 보급의 길은
   반드시 정도의 길을 선택하여 바르게 확장해야지
   中을 잃고 平을 유지 못 하고 和하지 못하는
   보급은 반드시 경계해야 할 것이다.

7. 자연의 법리에는 먼저와 나중이 있으니
도입문에 있어서 선배와 후배의 자연스런
구분을 똑똑히 서로 지키지 않으면 모든 게
무질서해질 뿐이다.

8. 많은 후배를 두고 보급에 앞서는 선배가
가장 경계해야 할 것은, 심중에 있는 명예,
권한, 출세, 색욕 등을 구하려고 공적인 것을
방패 삼아서는 안 된다.

9. 선배를 따르는 후배는 도의 선배를 따라야지
자신의 어떤 이득을 위하여 따르는 간사함이
있어서는 진정 스승과 인연이 없을 것이고
서로가 이간질하는 행위 또한 엄히 다스려야
할 것이다.

10. 매일같이 자신의 수도 정신과 수련을
배양하지 않은 상태에서 남을 지도하고
인도하는 것은 스스로 자멸의 길로 가는
것이니 가장 경계해야 할 것이다.

이 모든 것을 조화롭게 지키어 수도의 길로 가는
국선인은,

1. 스승을 하늘과 같이 믿고 따라야 한다.
   그렇지 않으면 도법의 전수가 될 수 없다.

2. 자신의 생각이 아무리 옳다 하여도 스승 지시를
   안 따르면 반드시 후회한다. 도의 경지는
   가보지 않고는 모르기 때문이다.

3. 여럿이 모여 수도 생활을 할 때는
   서로가 사랑하여 수련을 잘할 수 있도록
   서로 도와주는 마음이 있어야 한다.
   그렇지 못하면 개인의 수도는 길이 막힌다.
   혼자나 여럿이든, 하나가 되어야 걸을 수도
   뛸 수도 있기 때문이다.

4. 몸과 마음을 우주와 스승에게 다 던지지
   않고서는 오랜 고행을 이겨낼 수가 없고 성도의
   길은 점점 멀어져간다. 정신과 육체의 합일이
   도입(道入)의 첫 단계이기 때문이다.

5. 알기 전에는 귀, 입, 눈을 막아라.
   바른 도의 길은 바로 그곳에 있다.

이 모든 것을 마음 깊이 새기어 실천하지 않으면 도는
거짓도(邪道)로 갈 것이고 수도자는 타락할 것이다.

중기단법은 중기를 닦는 법이요,
건곤단법은 건곤을 닦는 법이요,
원기단법은 원기를 닦는 법이다.
고로 단법이라 한다.
중기가 안 닦이면 건곤단법을 할 수 없고
건곤이 안 닦이면 원기단법을 할 수 없고
원기가 안 닦이면 진기단법을 할 수 없고
정각도 단계를 완전히 못 하면 결코 통기법은
생각조차 못 하게 되어있다.

수련자는 등산하듯이, 100m 달리기하듯이
무조건 높이 올라가는 자세보다
밑바닥부터 산을 즐기면서
산과 동화하면서 가는 자세,
100m 달리기보다 마라톤 하는 자세가
필요하다.

각 단법을 신중히 내 것으로 만들고 가지 않으면
결코 각 단법의 진가를 알 수 없으며 수련자의
바람직한 태도도 아니다.

항간의 많은 수련법이
사람의 마음을 들뜨게 하는데

예부터 大道는 요란한 법이 없는 것을
마음 깊이 새겨야 하며,
각 단법을 승단함에도 중기를 알만하면 승단하고,
건곤을 알만 하면 승단하고,
원기를 알만 하면 승단하는 것은
각 단법의 진중을 파헤치기 어려운 것이다.

자신감은 좋으나 자만심은 금물이며
겸허한 자세에서 각 단법의 행공을 대할 때
그 진가가 스스로 발화되리라.

인간이 건강한 생명체를 유지하는 데에
기본적으로 준수해야 할 일이 있으니,
  1. 입으로 먹는 음식 섭취.
  2. 코로 숨쉬는 호흡.
  3. 적당한 육체적 운동
  4. 배설
이듯이 국선도의 수련법에도
가장 기본적으로 준수해야 할 일이 있다.

  1. 정신(心)을 하단전 깊숙이 집중하는 것이요.

  2. 집중된 정신과 육체의 힘을 가지고

매 순간 아랫배가 나오고 들어가게 하는데,
그 육체와 정신의 힘이 하나가 되어서
움직여야 하고

3. 배가 움직이되 오랜 시간 지속적으로
   할 수 있어야 한다.

그 외 여러 가지가 있지만
이상의 4가지가 그 어느 하나라도 안되면
수련의 참맛을 볼 수 없는 것이다.

眞我의 中을 집수(執守)한 후에
하늘기운과 땅기운을 받아들여
정각도 단계의 중기, 건곤, 원기단법을
굳이 식물의 씨앗에 비유하면 다음과 같으니
수련자는 참고로 하여
각 단법의 이치를 깨우치기 바라며
그 씨앗이 찰나 찰나에 쉬지 않고
정성을 다하여 성장하듯이
행공 시에 조금도 흐트러짐 없이
생명의 씨앗을 심고 스스로 성장하는 자세에서
수련에 임해야 한다.

중기단법은 씨앗에 비유되니
온전한 씨앗이 크게 성장하듯이
몸과 마음은 바른 자세에 들어야 하고,
씨앗은 자체 내의 기운으로 싹이 트듯이
초보자의 수련자세도 자기 자신의
몸과 마음 상태에서 수련이 시작된다.

행공 이치도 수화목금토라는
천지만물의 오행원리로 되어 있고
행공동작도 상하좌우중이라는
중앙을 지키게 되어 있고
호흡도 흡, 호 길이를 같이 하는
조식 호흡이 원칙으로 되어 있다.

중기단법을 한마디로 표현하면
천지자연과 우주에 '나'라는 씨앗을 심고
싹을 틔울 준비를 하는 단계이다.

건곤단법은 중기단법을 통하여,
천지간에 '나'라는 진아의 중을 집수한 후에
하늘기운과 땅기운을 실질적으로 몸에 받아들이는
작업을 하는 단계로 씨앗이 때가 되면
실뿌리를 내리어 대지를 뚫고 싹이 줄기로 자라

하늘기운과 땅기운의 맛을 직접 느끼며
성장해야 한다.
뿌리는 뿌리대로 땅기운을 받아야 하고,
새싹은 새싹대로 하늘기운을 받아야 하니
그 어느 한 쪽이 부족하면 더 이상 성장을 못 한다.

건곤의 이치는 천간지지로
갑을병정…, 자축인묘… 라는 이치로 되어 있고,
건곤의 호흡은 중기호흡의 마시고 토하는 상태에서
흡지호지의 길이를 같게 하는 조식호흡에서
기를 축적시키는 작용을 하게 되어 있다.

원기단법은 중기 건곤을 거치는 동안
우주에 꽉 차 있는 기운을 받아들일 수 있는 자세가 되어
우주 기운을 나의 기운과 합하는 단법으로서
몸 전체에 빈 곳이 없도록 기운을 채우는 작업이고
통기법의 진기단법에서 매우 중요한 역할을 하게
되어 있다.

중기의 출발을 씨앗에 비유하였듯이
모든 씨앗의 크기와 내용이 비슷하고
싹이 틀 때까지는 비슷한 크기이지만 성장하면서
서서히 크기가 다르고 성장 속도도 다르게 된다.

즉 원기단법은 중기 건곤단법을 얼마나
충실히 하였느냐에 따라
그 참맛을 알며 이미 자란 싹을 얼마나
하늘기운과 땅기운을 잘 받아들여 소화시키느냐에
달려 있듯이,
원기단법은 모든 것이 자연스러운 상태로
자신의 몸과 마음을 위주로 하여야
깊은 경지에 들어갈 수 있다.

원기단법의 이치는
봄, 여름, 가을, 겨울 사계절이 있듯이
원기 1번부터 30번까지 각각의 12동작을 하는 동안
봄 기운, 여름 기운, 가을 기운, 겨울 기운을
느낄 수 있게 되어 있다.

이런 이치로 각 행공 동작마다
깊은 뜻이 담겨 있는 명칭이 있고
이 각각이 모여 오묘한 조화를 부리게 되어 있다.

원기동작은 전체가 360 동작으로서
우주 기운을 내 몸에 빈틈없이 받아들일 수 있는
자세이며, 조화롭게 4계절을 의미하는
(한계절에 3동작) 12동작씩 360가지로 되어 있다.

원기호흡은 흡·지를 중요시하고
호·지는 몸에 맞게 자유로이 하여
이때부터 자기 그릇을 채우는 작업에 들어가는 것이니
호흡법 자체도 절대 무리 없이 순리에 맞게 하여
몸과 마음에 맞는 상태에서
우주 기운을 마음껏 마시고 멈추는 작업을
하게 되어 있다.

원기단법의 깊은 이치를 터득하려면
수련자가 더 한층 자연과 우주에 대해
겸허한 자세에 들지 않고는
참맛을 볼 수도 느낄 수도 없다.

글자의 순서가 바뀌면 뜻이 통하지 않듯이
행공동작 하나하나는 서로 바뀌어서는
안 되는 깊은 법칙이 있다.

6. 청산선사의 당부와 지시

청산선사의 당부와 지시

하나, 내가 없으면 본원은 내가 하던 대로 그대로 하면
　　　된다. 변질시키지 말고 내가 하던 대로 하면 돼.

하나, 여타 도장들이나 법사들 신경들 쓰지 말고
　　　각자 알아서들 할 테니 본원 하나를 잘 지켜라.

하나, 내가 없으면 책을 시중에 공개해라.
　　　한꺼번에 내려 하지 말고 작게 여러 번 내다가
　　　나중에 한꺼번에 내라.

하나, 내가 없으면 나를 국선도에서 지우려고 하거나
　　　심지어 선도주 육성도 바꾸어 버리는 사람들이
　　　나타날 것이야.
　　　그런 상황이 오면 대항하거나 싸울 생각 말고,
　　　그럴 때는 그냥 그러려니 하고
　　　혹자가 묻거든
　　　"가다 보면 알게 될 날이 있을 것입니다."
　　　라고 답하며 너희들 수련에 전념해라.

하나, 내가 없더라도 4, 5년만 이겨내면 좋은 인재가
　　　나타날 거야. 그때까지만 잘 견뎌내거라.
　　　스스로 갈 수 있게 될 거야.

하나, 수련장에 오는 사람들은 전생에 인연이 깊어서
　　　오는 것이니 소홀히 하지 말고 최선을 다해라.

하나, 국선도가 우후죽순처럼 많아지면
　　　그 때는 밝돌법이라 변경해서 쓰거라.

하나, 가족들을 잘 부탁한다.

하나, 언제든 어디서든 반드시 만나게 되어 있다.
　　　걱정 말아라.

맺음

맺음 1

우리는 세상에 밝 받는 법인 국선도법을 전수하여 주신 우리들의 사부이신 청산선사의 은공을 바로 알아야 한다.

一. 체지체능의 수도 고행을 최고 단계까지
　　이겨 내신 점.

一. 사회인을 위해 옛 가르침을 현대식으로
　　다시 조절하신 점. (안 그러셨다면 사회인들이
　　이해하기 어려웠을 것이다. 체득하셨기 때문에
　　현대인에 맞게 풀어내셨던 것이다.)

一. 자신을 내세우지 않고 오직 도법을 위한
　　법수를 뿌린 점. (자신은 없다고 보고
　　실천하셨다.)

一. 만약 文과 武의 門이 있다 하면, 사부님은
　　武의 門으로 들어가 文의 門으로 나오셨다.

一. 만약 선종(禪宗)과 교종(敎宗)이 있다 하면,

사부님은 선종을 완수하시어 하산하시고
교종을 완결하여 재입산 하셨다.

一. 마지막 재입산 때까지 조금도 미련 없이 오직
당신의 책임과 정명에만 집중하여 행동하고
말씀하셨다.

一. 불교의 거품, 유교의 거품, 도교의 거품처럼
거품을 만들지 않고 오직 밝 받는 법 전수자
입장에서 법을 펴신 후에 재입산 하셨다.

一. 이런 고행은 산중의 호텔 같은 암자에서
일어난 일이 아니요, 기도원 같은 좋은
환경에서 일어난 일이 아니다.
사회 저잣거리 한복판에서, 그 속에서
오직 전수와 보급을 위해
당신 자신을 투명하게 만들며 행하셨다.

一. 단전행공법을 하고 있는 우리들은
바로 알고 바로 깨달아야 한다.
스승께서 얼마나 많은 생각과 짐작할 수 없는
고행을 이겨내면서 지금의 모습을
만들어 오셨는지 우리는 지금이라도

바로 뉘우치고 바른 행동으로
정도(正道)의 국선인이 되어야 한다.

맺음 2

'홍익인간 이화세계'는 절로 오는 것이 아니다.
지금의 시대를 구활하여 창생하는 액션을 취해야
오는 것이다.

어떻게 구활창생 하는가?

이념의 갈등은 일화통일의 개전일여관으로
가치 판단 기준을 삼고
인체주의 철학이념으로 구활창생(救活蒼生) 하고

행(行)의 갈등은 각 개인이 우주정신과 상통하고
실천력과 바른 행동을 갖출 수 있는
단전행공법으로 인격을 도야하여
실행의 어려움을 극복함으로써 구활창생 한다.

이는 곧 인류의 성장 과정을 한 단계 높여
완전한 모습으로 승화시키는 것과 같다.

밝 받는 법은 불법을 닦아 나가는 스님도
하나님 사랑을 실천하는 기독교 목사님과 신자도
인의사상을 공부하고 실천하는 유학자도
학문을 심층적으로 연구하는 학자 교수들도
체력을 단련하여 인간의 한계를 넘나드는 체육인들도
사회를 구성하는 개인 개인들도 저마다 각자의 일을
하면서 수련할 수 있는 실천법이다.

밝 받는 법인 국선도 수련법은
이것만 옳다는 주장도 고집도 부리지 않는다.

누구나 각자의 일(정명)을 해 나가면서
충일한 생명력을 키울 수 있고
나와 다른 누구 하고도 교류하고 소통할 수 있는
넉넉한 인심을 키워 나갈 수 있는 수련법이다.

어느 개인이 아무리 연구를 깊이 해서
이념적 깨우침을 얻었다 하더라도
사회 속에서 조화로운 하나의 객체가 되어
보통 사람들과 함께 실천하고 실행하지 않는 이념은
모두 허상이고 허망을 가져올 뿐이다.

이제 우리 인류도 다양한 발전을 거듭해왔고
오늘날까지도 이것이 맞다 이 길이 옳다 하며
분쟁을 하고 있다.

이제 이 모든 것을 다 포용하고
일화로서 승화시킬 수 있는 넉넉한 인심을 가지고
우주의 대자연과 함께 통일적 작용을
함께 해 나가야 할 때이다.

모두가 일화통일 개전일여관으로 화합하고
인체주의의 이념을 지키며 단전 행공법을 통해
진(眞)건강을 체득하여 자연과 더불어 함께할 수 있는
온전한 그릇을 만들어 내자.

구름 속에 갇힌 청산은 한 번에 사라졌다가
그 구름이 한 번에 걷혀 푸른 산이 보일 것이라는
희망과는 다르게 실제로는 아주 조금씩,
아주 약간씩 그 비경(祕境)을 보여주며
흰 구름이 하나하나 걷혀 나가기를
반복하고 사라지고 한 후에
마침내 비경을 드러낸다.

靑山揭頌

청산선사

마음은 누리에 차고
누리 이 마음에 차네
누리의 道는 마음의 道
마음의 道는 누리의 道
마음 누리 둘 아닐세

사람은 누리의 主人
누리의 神秘 사람에 찼네
精氣神 丹田行功으로
누리의 힘 사람에 通하면
몸과 마음 自由自在

청산은 언제나 無碍淸淨
富貴功名 꿈 밖일레라
누리의 精 배에 부르고
누리의 氣 머리에 차고
누리의 神 마음에 밝아있네

刻苦修業 二十餘年
念願은 오로지 救活蒼生
스승에게 이어받은 이 道法을
누리에 두루 펴기전에
娑婆因緣 내 어찌 마다하오리

1967년 하산하시면서